EL MANUAL DE LAS SUSTANCIAS PSICODÉLICAS

Una guía práctica y revisión histórica, médica y farmacológica de las principales sustancias psicodélicas: **PSILOCIBINA, LSD, KETAMINA, MDMA y DMT/AYAHUASCA**

RICK STRASSMAN, MD

Traducido por Keyo Trabini y Ramiro Arango

ULYSSES PRESS

Publicado por:
Ulysses Press
PO Box 3440
Berkeley, CA 94703
www.ulyssespress.com

ISBN: 978-1-64604-555-6
Library of Congress Control Number: 2023938329

Impreso en los Estados Unidos por Kingery Printing Company
10 9 8 7 6 5 4 3 2 1

Editor de adquisiciones: Kierra Sondereker
Jefe de edición: Claire Chun
Editor de la versión española: Ramiro Arango
Revisión de textos: Coral Getino
Diseño de portada: Rebecca Lown
Producción: Winnie Liu

A la doctora Emily Ellingson (1978–2010)

CONTENTS

NOTA DEL AUTOR

Este libro trata sobre la historia y la ciencia de las drogas psicodélicas, así como de sus usos, beneficios potenciales y riesgos en la vida cotidiana.

Pido al lector que tenga en consideración las siguientes precauciones antes de utilizar cualquiera de las informaciones que hay en mi libro.

COMPUESTOS PSICODÉLICOS UTILIZADOS EN ESTE LIBRO.

Mi libro se limita a la discusión acerca de la psilocibina, el LSD, la mezcalina o mescalina, el peyote o San Pedro, la ketamina, la salvinorina A o *Salvia divinorum*; la MDMA, la 5-metoxi-DMT (5-MeO-DMT) o veneno del sapo del río Colorado/desierto de Sonora, la ibogaína y la DMT o ayahuasca. En ningún momento me refiero a los opiáceos recetados o ilegales, anfetaminas o metanfetaminas, óxido nitroso, alcohol, sedantes-hipnóticos, cannabis/marihuana, sales de baño, cocaína, "productos químicos de investigación", inhalantes volátiles como la gasolina, el disolvente de pintura o tíner, o el pegamento, ni a ninguna otra droga a la que no se aluda específicamente.

POSIBLES EFECTOS POSITIVOS SOBRE LA SALUD.

Los datos preliminares de la investigación científica sugieren que los psicodélicos tienen un papel que cumplir en el tratamiento de una variedad de condiciones de salud mental, a pesar de que ninguno de estos resultados está aún aprobado por la Administración de Alimentos y Medicamentos de los Estados Unidos (FDA), excepto por una marca patentada de la ketamina utilizada en aquellos casos de depresión resistente al tratamiento en personas que toman antidepresivos. Aunque las personas que se microdosifican encuentran útil esta práctica, no hay datos científicos que respalden estas afirmaciones.

POSIBLES EFECTOS NEGATIVOS SOBRE LA SALUD. El uso de psicodélicos puede producir efectos negativos sobre la salud física o psicológica; asimismo podría ser perjudicial interrumpir una medicación que pudiera usted estar tomando si decidiera suspenderla antes de tomar un psicodélico. Algunos de los potenciales efectos colaterales, riesgos e interacciones entre sustancias se exponen detalladamente en los Capítulos 3 y 11. Como se indica a continuación, usted debería discutir los riesgos para la salud de tomar un psicodélico —y la mejor manera de reducirlos— con su proveedor de servicios de salud[1]. No hacerlo podría redundar en consecuencias graves, incluidos problemas emocionales y mentales tales como ansiedad, depresión, pensamientos suicidas, psicosis y *flashbacks*.

CONSULTE A SU PROVEEDOR DE SERVICIOS DE SALUD. Aunque describo cómo los psicodélicos podrían interactuar con sus necesidades de salud, incluida su medicación, es muy importante que consulte con su proveedor de atención primaria y/o psiquiátrica antes de utilizar cualquier psicodélico y antes de reducir o interrumpir cualquier medicación que pudiera estar tomando, si acaso está pensando en hacerlo antes de tomar un psicodélico. La decisión de tomar un psicodélico es suya, pero también depende de sus propios problemas de salud. Debería discutir los beneficios y riesgos con el proveedor de servicios de salud adecuado antes de tomar una decisión.

RIESGOS LEGALES. Poseer o consumir un psicodélico podría llevar a un arresto o a un proceso penal. La mayoría de los psicodélicos están categorizados bajo la ley federal[2] de los Estados Unidos como sustancias controladas de Clasificación I —la clase de drogas más restrictiva— y se definen como

---

1. Nota del traductor: En Estados Unidos los servicios de salud o sanitarios son diferentes de los que se tienen en otros países, por lo que también cambia el modo de denominarlos. Por 'proveedores de servicios de salud' podríamos comprender tanto los servicios de salud pública encabezados por nuestro médico de cabecera, como los seguros y servicios de salud privada que podríamos tener contratados.

2. Nota del traductor: El autor hace referencia al marco legal actual (2022) de las sustancias psicodélicas en los Estados Unidos de América.

"drogas sin una utilidad médica aceptada actualmente, carentes de un nivel aceptable de seguridad, incluso bajo supervisión médica, y con un elevado potencial de abuso". Algunos estados y municipios han legalizado y descriminalizado estas sustancias para su uso personal, pero las leyes federales están por encima de las leyes estatales y municipales, y las estatales por encima de las municipales. Por lo tanto, dichas acciones de estados y municipios no significan que la posesión o el uso de psicodélicos no tengan ninguna consecuencia legal, incluidos el arresto o la condena penal. Antes de adquirir y/o usar psicodélicos deberá usted verificar con sus autoridades locales—y consultar con un abogado— a fin de determinar qué riesgos legales está asumiendo. El riesgo es incluso mayor si comparte estas sustancias con otros.

SIN APROBACIÓN. He realizado una amplia investigación para este libro y muchas de mis fuentes se mencionan en los Reconocimientos y Lecturas Recomendadas. Sin embargo, todas las opiniones y consejos del libro son solo míos y no se reclama ni sugiere ningún tipo de aprobación ni afiliación con mis fuentes.

GUIAR A OTROS. Si su plan es utilizar mi libro como una fuente para ayudar a guiar a otros, debería comunicarles todas estas precauciones a las personas con las que trabaje.

PREFACIO

La semilla para *"El manual de las sustancias psicodélicas"* apareció por primera vez en los sueños de mi infancia. Los sueños, al igual que muchas experiencias psicodélicas, nos aclaran sentimientos y pensamientos que, aunque ya existen en nuestras mentes, permanecen frustrantemente ocultos en nuestro estado normal de consciencia. Tanto las sustancias psicodélicas como los sueños, por lo tanto, manifiestan o revelan aquello que está en la mente. Así comprendemos tradicionalmente el término "psicodélico".

Mis sueños tenían que ver con volar y la alegría que ello comporta. Había una libertad y una euforia, un nuevo nivel de intimidad personal y una fascinante perspectiva visual del mundo a mi alrededor. Así, cuando tuve mi primera experiencia psicodélica en mi adolescencia tardía, me resultó familiar. Al mismo tiempo tenía que saber más, tanto sobre la experiencia psicodélica, personalmente, como sobre la manera en que funcionan los psicodélicos. Desde ese momento —y a lo largo de la universidad, la escuela de medicina y mi formación en investigación psiquiátrica y clínica— nunca perdí de vista estos objetivos de largo plazo.

Las sustancias que producen efectos psicodélicos son, ante todo, productos químicos, moléculas específicas con propiedades específicas. Incluso en la universidad tenía ya claro que la química era esencial para comprender cómo los psicodélicos afectan a la mente. La química siempre me fascinó, especialmente los fuegos artificiales. Crear fuegos artificiales suponía para mí un reto intelectual cuyos resultados eran emocionantes despliegues de colores, sonidos y olores. Además, estaba el elemento adicional del peligro, al borde de lo prohibido, de acceder a sensaciones fascinantes y emociones excitantes. Comencé en la universidad la carrera de química pensando que me convertiría en un magnate de los fuegos artificiales. Mi familia y mis amigos me disuadieron para que, en lugar de ello, estudiase medicina. Sin embargo, nunca abandoné completamente mi amor por los colores brillantes y los sentimientos de nerviosismo; simplemente transferí su ubicación del mundo exterior al interior de mi mente. Así es como fui encontrando el camino a la investigación de los psicodélicos. El clásico caso en que el "investigar es autoconocimiento"[3].

Veinte años después de mi primera experiencia psicodélica, un día frío y soleado de noviembre en 1990 en Albuquerque, mis sueños se hicieron realidad. Esto sucedió cuando inoculé la primera dosis de la poderosa droga psicodélica DMT en el brazo de un voluntario humano en el Centro de Investigación Clínica General de la Universidad de Nuevo México. Los Institutos Nacionales de Salud de los Estados Unidos financiaron—y la FDA (Administración de Alimentos y Drogas) y la DEA (Administración de Control de Drogas) aprobaron— este proyecto: una serie de rigurosos estudios farmacológicos sobre respuesta a las dosis. Queríamos determinar qué hacían la DMT y la psilocibina a un grupo de voluntarios humanos sanos.

Anteriormente, en mi búsqueda de una "molécula del espíritu", yo había descubierto la primera función conocida de la melatonina en los humanos. Ahora, con un profesor de neuroendocrinología pediátrica que ayudaba a guiar el desarrollo de este estudio, apliqué los mismos principios psicofar-macológicos para examinar los efectos de las drogas psicodélicas.

Estos estudios supusieron el renacimiento de la investigación clínica con psicodélicos en los Estados Unidos. Antes de finalizar el proyecto cinco años después, yo había administrado cuatrocientas dosis de DMT en dife-rentes cantidades a unas cincuenta personas. Además, comenzamos a administrar psilocibina—el principal ingrediente de los hongos mágicos— a voluntarios humanos. Este fue, también, el primer estudio innovador sobre

---

3. Nota del traductor: El autor hace el juego de palabras *research is me-search*, literalmente "investigación es búsqueda-de-mí".

dicho compuesto en Estados Unidos, pues aunque administramos psilocibina solo veinte veces, al hacerlo se generaron datos preliminares sobre los efectos de diferentes dosis, los cuales proporcionaron una orientación para posteriores estudios en Norteamérica. Estos protocolos establecieron las plataformas reguladoras y científicas que han utilizado todos los estudios estadounidenses posteriores. Además, la escala de valoración de los efectos de las drogas psicodélicas que desarrollamos en la Universidad de Nuevo México a comienzos de los años noventa continúa siendo ampliamente usada dentro del mundo de la investigación. Ahora vemos una verdadera explosión del interés por las drogas psicodélicas: académico, científico, mediático, religioso, terapéutico y comercial. Una introducción accesible, minuciosa, neutral y experta a estos compuestos resulta, por tanto, oportuna.

Conocer acerca de los psicodélicos y cómo utilizarlos de la mejor manera requiere más que una simple formación científica. Es necesario, además, un enfoque multidimensional a la mente y, por extensión, al espíritu. Consciente de ello, años antes de comenzar mis estudios en Nuevo México, me embarqué en varios compromisos a largo plazo con disciplinas espirituales y psicológicas.

Psicológicamente, me sometí a un curso de cuatro años de psicoanálisis clásico —el "estándar dorado" de la psicoterapia freudiana— en mi treintena. Me recostaba en el diván, hasta cinco días a la semana, con mi analista sentado calladamente (la mayoría de las veces) detrás de mí y a mi lado. Fue la culminación de mi interés e implicación en este tipo de autoexamen, el cual había comenzado diez años antes como estudiante de medicina en el Bronx. Durante mi análisis obtuve conocimiento de primera mano sobre la intensa relación que se desarrolla cuando uno entra voluntariamente en una situación psicológicamente infantil, indefenso y dependiente en aras de un mayor autoconocimiento. Aprendí sobre el poder de la confianza en una guía sólida, con tacto y empática, para ayudar a navegar por recuerdos y sentimientos que pueden ser aterradores y primitivos. Más tarde acudí a este modelo analítico de rol cuando apoyaba a los voluntarios con la DMT y la psilocibina a través de sus propias y, a veces, confusas experiencias psicodélicas.

Espiritualmente fui educado como judío y tuve una *bar mitzvah*, celebración en la que un niño judío obtiene su mayoría de edad religiosa. No obstante, me convertí al budismo en los primeros años de mi veintena y estudié y practiqué durante unos veinte años bajo la supervisión de uno de los más antiguos templos Zen en los Estados Unidos. Me sometí a la ordenación laica y ayudé a fundar y administrar un grupo de meditación afiliado durante muchos años.

En mi cuarentena volví a mis raíces judías y comencé un estudio intensivo de la Biblia hebrea, que me llevó a escribir un libro sobre los psicodélicos y las profecías bíblicas hebreas[4]. Este proyecto de dieciocho años requería una profunda zambullida en la Biblia y el idioma hebreos, las metafísicas medievales y la teología. Dos excelentes mentores proporcionaron gentilmente asesoramiento a lo largo de este camino: un académico rabino ortodoxo moderno y un profesor israelí de filosofía medieval judía.

Mi experiencia trabajando con personas se extiende más allá del mundo de la investigación. Durante mis once años en el mundo académico también traté con pacientes psiquiátricos—internos y externos— en diferentes escenarios. Después de dejar la universidad trabajé exclusivamente en el mundo clínico los siguientes trece años en centros comunitarios de salud mental, así como en una consulta privada de psicoterapia y psicofarmacología. Esto equivale a un cuarto de siglo tratando a cerca de mil pacientes, que iban desde los asesinos más regresivos y psicóticos, pasando por drogadictos, hasta académicos de alto rendimiento, profesionales de cuello blanco y artistas. Mis habilidades clínicas me fueron útiles durante mi trabajo de investigación sobre los psicodélicos, mientras que las de investigación psicodélica lo fueron en el trabajo clínico.

---

4. Rick Strassman, *DMT and the Soul of Prophecy* (Rochester, Vermont: Park Street Press, 2014).

Dentro y fuera de la universidad he formado y he sido mentor de residentes psiquiátricos en psicoterapia y psicofarmacología, estudiantes de medicina y universitarios que estudiaban disciplinas tan diversas como la neurociencia y la consejería pastoral. He servido como revisor de pares y editor de manuscritos que los científicos envían para su publicación en publicaciones científicas, y soy autor y coautor de unos cincuenta documentos científicos revisados por pares expertos. Además, he asesorado regularmente a entidades académicas, gubernamentales, comerciales y sin ánimo de lucro durante unos treinta años.

Mi libro de 2001, *DMT: La molécula del espíritu*[5], ha inspirado a una generación de psicoterapeutas, investigadores y neurocientíficos de los psicodélicos. *La molécula del Espíritu* ha sido traducido a una docena de lenguas y ha vendido un cuarto de millón de copias. Además, fue la inspiración para un exitoso documental con el mismo nombre, que yo coproduje, sobre la investigación de la DMT.

Finalmente, yo sé acerca de estas drogas. Por diferentes medios y en diferentes escenarios estoy personalmente familiarizado con los efectos de todas las sustancias sobre las que hablo en este libro.

Mi intención al describir mis antecedentes —personales, académicos, psicológicos y religiosos— es la de subrayar mi acercamiento a las drogas psicodélicas. No estoy escribiendo como defensor ni como adversario de las drogas psicodélicas, ni soy un recién llegado a este campo. Más bien, no creo que sepamos suficiente acerca de lo que hacen los psicodélicos, cómo lo hacen o su potencial positivo o negativo como para decantarnos inequívocamente por una u otra posición. Por lo tanto, mi postura es la de resumir lo que conocemos, lo que no, y por qué importa: científica, psicológica y espiritualmente.

---

5. Rick Strassman, *DMT: The Spirit Molecule* (Rochester, Vermont: Park Street Press, 2001). *DMT: La molécula del espíritu* (Simon & Schuster, 2014).

INTRODUCCIÓN

En las décadas de 1950 y 1960 las sustancias psicodélicas eran las "drogas maravillosas" de la psiquiatría. Levantaron la psiquiatría del diván psicoanalítico y la llevaron al cerebro, marcando el comienzo de la nueva disciplina de la psicofarmacología: cómo los efectos de una droga en la química del cerebro cambian nuestra consciencia. Aunque las medicaciones con antipsicóticos y antidepresivos también aparecieron en esa época, los psicodélicos prometían la gran revolución en el cuidado de la salud mental. Su atractivo incluía proveer psicoterapia asistida por psicodélicos para los trastornos emocionales y de adicción intratables, claves para desbloquear los secretos de la psicosis, ayudas a la formación para potenciar la empatía en los psicoterapeutas, así como un atajo a la iluminación creativa y espiritual.

Sin embargo, tan rápido como subió la estrella de estos psicodélicos, así también cayó. Los disturbios sociales de los años sesenta—y el punto hasta el que contribuyeron los psicodélicos en ese caótico período histórico—volvieron a la opinión pública y al gobierno contra ellos. El uso humano de los psicodélicos se volvió clandestino y el campo de la investigación clínica entró en dos décadas de animación suspendida. Ahora, una vez más, los psicodélicos están en el foco de la atención.

En todos lados escuchamos o leemos sobre el "renacimiento de los psicodélicos". Científicos de las mejores universidades del mundo están investigándolos ávidamente y nuevos centros académicos dedicados a su estudio aparecen cada pocos meses recibiendo docenas de millones de dólares de entusiastas filántropos. Esta generalización de los llamados psicodélicos está atrayendo un extraordinario capital de riesgo y docenas de nuevas empresas psicodélicas están compitiendo por posicionarse. Incluso en esta etapa temprana varias compañías nuevas tienen valoraciones mayores a los mil millones de dólares.

Arremolinándose alrededor de estas drogas hay numerosas afirmaciones y contradicciones, esperanzas y miedos, informaciones y desinformaciones. ¿Cómo podemos dar sentido a esta oleada de interés científico, cultural, mediático, espiritual y comercial.

Comienzo este manual con la historia de estas sustancias psicodélicas. Muchas de estas proceden del mundo natural, y los pueblos indígenas las han utilizado durante milenios. Por ejemplo, la psilocibina de los "hongos mágicos", la DMT de la ayahuasca, la mezcalina del peyote, la 5-MeO-DMT del veneno del sapo, la ibogaína en la *Tabernanthe iboga* y la salvinorina A en la *Salvia divinorum*. La investigación sobre los psicodélicos en el occidente moderno empezó por identificar y aislar estos componentes y, más tarde, caracterizarlos y sintetizarlos. Utilizando estas sustancias naturales como bloques de construcción aparecieron posteriormente nuevos psicodélicos sintéticos: LSD, ketamina y MDMA.

A continuación proporciono una descripción general de cómo nos hacen sentir las sustancias psicodélicas física y emocionalmente, sus efectos en lo que escuchamos y vemos, nuestros procesos de pensamiento y nuestro sentido de nosotros mismos. Los estados alterados de consciencia que producen estas sustancias comparten características con otros estados sin drogas: estados alterados como la psicosis, los sueños y las experiencias espirituales. Estas similitudes han llevado al extraordinario número de nombres que la gente da a estas drogas. Voy a desgranar estos nombres y sugerir que el nombre que se les da a estas sustancias determina en gran medida lo que hacen.

Hablo de lo que hemos aprendido sobre los beneficios potenciales de estas drogas durante los últimos cincuenta años, tanto desde el punto de vista terapéutico como de las herramientas desarrolladas para mejorar el bienestar. Sin embargo, drogas tan potentes como estas no pueden ser solo "buenas", por lo que también revisaré sus efectos adversos.

Los siguientes tres capítulos resumen lo que sabemos acerca de cómo funcionan los psicodélicos, biológica y psicológicamente. Estos capítulos sobre los "mecanismos de acción" me otorgan la oportunidad de disfrutar de uno de mis temas favoritos, la metafísica medieval, y cómo esta antigua disciplina podría arrojar luz para comprender los complejos efectos de los psicodélicos. ¿Y qué hay de las propiedades "espirituales" de los psicodé-licos? ¿Qué son, cómo se producen y cómo nuestras creencias sobre ellos pueden llevarnos a una pendiente resbaladiza de intolerancia religiosa?

Más que cualesquiera otras drogas, los psicodélicos tienden un puente en la brecha entre mente y cuerpo. Sus efectos biológicos y psicológicos son imposibles de separar. Los efectos biológicos de la droga modifican nuestra experiencia y nuestra experiencia modifica los efectos biológicos de la droga. Esto nos lleva a la idea crítica de "actitud y entorno"[6].

"Actitud" o "disposición" se refiere a quiénes somos en el momento de la ingesta de la droga, y "entorno" se refiere a dónde y con quién la tomamos. Estos dos factores determinan la manera en la que cualquier experiencia individual con una droga psicodélica toma su propia forma única. Que las experiencias sean positivas o negativas, sanadoras o dolorosas, llenas de ideas o de placer, todas estas cuestiones giran alrededor de asuntos de actitud y entorno. Actitud y entorno podrían, por lo tanto, explicar los efectos similares a la panacea que provocan los psicodélicos. Todo lo que deseamos que hagan cuando los tomamos o los damos, logaran hacerlo.

---

6. Nota del traductor: El autor se refiere al juego de palabras *"set and setting"* (actitud o disposición, y entorno), un término muy común en el mundo de los enteógenos, que hace referencia a la relación directa que existe entre el interior de la persona y su entorno, y cómo ambos interaccionan entre sí.

Creo que el fenómeno de la actitud y el entorno apunta a cómo los psicodélicos pueden ayudar a resolver el misterio de la respuesta placebo, cómo nuestras creencias y experiencias subjetivas modifican nuestra biología. Una pieza de este rompecabezas es la emocionante investigación reciente que demuestra que los psicodélicos estimulan la generación de nuevas neuronas en nuestro cerebro e incrementa la complejidad de sus conexiones. Estos son los llamados efectos "psicoplastogénicos" de los psicodélicos.

Más adelante escribo sobre cada droga psicodélica de manera individual, su historia, botánica, farmacología, dosis comunes y cómo tomarla. Revisaré la evolución temporal de cada droga, sus efectos únicos a nivel psicológico y/o biológico, incluidos los adversos, así como su estatus legal.

Cualquier manual debe, por definición, proveer consejos prácticos. A ello dedico el capítulo más largo de este libro. Aunque ni yo ni Ulysses Press[7] abogamos por consumir drogas ni por quebrantar la ley, hay quienes son lo suficientemente curiosos como para aventurarse en este territorio aceptando los riesgos concomitantes. Por tanto, es importante hacer todo lo posible para maximizar el beneficio y minimizar los resultados negativos. En ese capítulo también abordaré la creciente concienciación pública sobre los abusos sexuales y de otro tipo a manos de quienes administran psicodélicos en diversos entornos.

Las tomas de microdosis—dosis no psicodélicas— de una sustancia psicodélica están aumentando en popularidad. Resumiré lo que sabemos y, más en concreto, lo que no sabemos sobre la microdosificación. El marco legal de los psicodélicos está cambiando rápidamente y el penúltimo capítulo le ayudará a navegar entre las tendencias actuales de la descriminalización y la legalización. En mis comentarios concluyentes subrayo mi intención al escribir este manual—es decir, un recurso educativo— y comparto mi entusiasmo por los futuros desarrollos en este campo.

---

7. Editorial estadounidense en la que fue editado este libro originalmente.

PARTE I

¿QUÉ SON LAS DROGAS PSICODÉLICAS?

CAPÍTULO 1

¿QUÉ SON LOS PSICODÉLICOS?

Las drogas psicodélicas son sustancias notables que alteran la mente, podría decirse las drogas más interesantes de toda la medicina. Algunos comparan sus efectos con la esquizofrenia y otros con trastornos psicóticos; otros con experiencias cercanas a la muerte y experiencias espirituales, incluso con abducciones alienígenas. Con toda probabilidad producen un estado único de la mente en el que se ven visiones y se escuchan voces. Se puede perder la percepción del cuerpo mientras la consciencia viaja a través de un profundo espacio exterior, o interior. Se puede sentir el éxtasis o un terror insoportable, o ambos, o nada en absoluto. Nuevas ideas, sentimientos y percepciones inundan la mente. Puede uno encontrarse e interactuar con seres inteligentes que habitan en el "espacio psicodélico"; estos "seres" pueden curar, instruir y amar; o pueden ser hostiles y aterradores. Sin importar cuáles puedan ser sus efectos específicos, el distintivo de cualquier experiencia psicodélica plena es la sensación de que "es más real que lo real". Los efectos de algunos psicodélicos comienzan unos segundos después de fumarlos o inyectarlos, al paso que otros duran hasta dieciocho horas después de consumirlos oralmente.

HISTORIA

Los hongos, las plantas e, incluso, los animales psicodélicos juegan un papel vital en las vidas religiosas y sociales de las sociedades indígenas, especialmente en las de las Américas. Apenas ahora estamos empezando a reconocer la profundidad y las aplicaciones prácticas de esta sabiduría. Parte de nuestra relativa ignorancia con respecto a su uso indígena se debe a su supresión por parte de la Iglesia católica española en la conquista de Hispanoamérica en el siglo XVI. Las preocupaciones cobre la "brujería" y el "paganismo" anulaban cualquier curiosidad científica, médica o antropológica. Rezagos de esta intolerancia permanecen a día de hoy[8].

La investigación moderna de las sustancias psicodélicas comenzó con el aislamiento de la mezcalina del cacto peyote por el químico alemán Arthur Heffter en la década de 1890. Esta planta es el sacramento religioso más importante en la Iglesia Nativa Americana de Norteamérica de nuestros días[9], pero su uso data, como mínimo, de la era de los aztecas. La investigación de la mezcalina, sin embargo, no avanzó mucho en el mundo de la psiquiatría en aquel momento. Sus efectos colaterales gastrointestinales eran desagradables, pero más que eso, lo importante fue el dominio de Freud sobre la psiquiatría en la primera mitad del siglo XX. El fundador del psicoanálisis, a pesar de su bien documentado uso de la cocaína como estimulante mental, tenía poco interés por los temas religiosos y espirituales. Los veía como una representación de la psicopatología, y lo que consideraba un tratamiento exitoso eliminaba las tendencias o experiencias "infantiles" en lugar de trabajar para provocarlas. Aunque algunas ponencias reportaban la capacidad de la mezcalina para mejorar la psicoterapia, su asociación con estados psicológicos y culturas "primitivas" impidió una mayor aceptación.

La psicología freudiana comenzó a caer en desgracia tras la II Guerra Mundial. Era lenta, cara y de efectividad cuestionable, características que llevaron a la psiquiatría a buscar nuevos modelos y tratamientos para las enfermedades mentales, especialmente para los veteranos que volvían de

---

8. Un prominente psiquiatra norteamericano se refirió una vez a esta postura como "calvinismo farmacológico". Esto alude a la creencia de que solo deberíamos prescribir y tomar drogas para tratar enfermedades, en lugar de tomarlas también para el placer, la creatividad o propósitos espirituales.

9. Más sobre esto en el Capítulo 7.

la guerra. El descubrimiento del efecto del LSD a mediados de los años 1940, por lo tanto, llegó en un momento especialmente afortunado.

Albert Hoffman, un químico que trabajaba para la gigante farmacéutica Sandoz (ahora Novartis) en Basilea, Suiza, sintetizó LSD a finales de los años 1930. Sin embargo, se dio cuenta de sus efectos alterantes de la mente solo varios años después cuando lo ingirió accidentalmente. El LSD disparó la imaginación tanto del público como de la ciencia debido a su increíble potencia—activo en dosis de millonésimas de gramo (µg)— y sus efectos en la serotonina del cerebro. De hecho, estos últimos efectos llevaron a la identificación de la serotonina como el primer neurotransmisor[10]. Así, el LSD abrió la puerta a la nueva ciencia de la psicofarmacología, o cómo las drogas afectan la mente.

Durante las siguientes décadas, el LSD y demás compuestos relacionados revolucionaron nuestra comprensión sobre cómo funciona el cerebro. Además, demostraron ser muy prometedores por los beneficios que mostraban ante gran cantidad de afecciones difíciles de tratar: depresión, adicciones, autismo, sociopatía, dolores y desesperanza ante el final de la vida.

Estas prometedoras líneas de investigación fueron de poca ayuda, sin embargo, cuando el LSD escapó del laboratorio. Su uso extendido intensificó el descontento social de los años 1960, especialmente por la participación del ejército estadounidense en Vietnam. Además, mientras que la investigación con psicodélicos era bastante segura, su uso descontrolado provocaba el caos dentro de la población en general. Los reportes de efectos adversos—suicidios, violencia, defectos de nacimiento, daños en los cromosomas y psicosis— comenzaron a acumularse. Jóvenes pobremente preparados y con una salud psicológica deficiente empezaron a tomar cantidades desconocidas de drogas desconocidas en combinación

---

10. Los neurotransmisores son sustancias químicas que permiten a las neuronas adyacentes comunicarse las unas con las otras. Más sobre los neurotransmisores en el Capítulo 4.

con alcohol y otras sustancias en entornos impredecibles. Las salas de emergencia y los centros psiquiátricos comenzaron a llenarse de "bajas del LSD". Se puso en marcha una emergencia de salud pública. No ayudaría que el antiguo psicólogo de Harvard e investigador convertido en defensor del LSD, Timothy Leary, instase en ese momento a decenas de miles de manifestantes a "encenderse[11], sintonizarse y salirse [del "sistema"]", así como a derrocar la estructura política imperante.

Dentro de los círculos académicos también había contención. Algunos grupos de investigación promocionaban estas drogas como "espirituales", "transpersonales" y capaces de producir "experiencias místicas". Este segmento del mundo de la investigación psicodélica continúa teniendo influencia, como vemos en la creencia de que las "experiencias místicas" explican los efectos benéficos de los psicodélicos. Además, el uso psiquiátrico y no psiquiátrico del término "enteógeno"—"generar a Dios adentro"— refleja esta continua y controversial mezcla de ciencia y religión. Se estaba volviendo difícil distinguir entre la investigación psiquiátrica y el desarrollo de un culto religioso. Esta mezcla de ciencia y religión no tranquilizó a los reguladores federales ni a los Institutos Nacionales de Salud, quienes financiaban muchas de las primeras investigaciones estadounidenses sobre psicodélicos.

USO NEFASTO

Las décadas de 1950 y 1960 vieron también cómo los estamentos militares y de inteligencia de los Estados Unidos y otros países utilizaban los psicodélicos como agentes potenciales de guerra química. En estos escenarios había pocas restricciones éticas y el consentimiento informado era mínimo o inexistente. El Gobierno de Estados Unidos montaba casas de prostitución y dosificaba a los sujetos sin su conocimiento para determinar si el LSD y otros compuestos podrían funcionar como "suero de la verdad". Otro enfoque fue el de distribuir drogas psicodélicas como agentes

---

11. O sea, tomar psicodélicos; de su popular frase *"Turn on, tune in, drop out"*.

debilitantes no mortales; y otro más, emplearlas como herramientas de lavado de cerebro.

Ninguno de estos intentos fue fructífero. Los efectos del LSD eran demasiado impredecibles como para servir de "sueros de la verdad" en sujetos involuntarios. Las pruebas en miembros del servicio militar estadounidense mostraron resultados dispares como agentes debilitantes, pero los mayores problemas eran variables geográficas y climáticas que dificultaban la dispersión. Los intentos para crear asesinos más efectivos utilizando LSD como herramienta de lavado de cerebro fallaron debido a la importancia de la personalidad preexistente de los sujetos. Es decir, no era posible convertir a una persona pacífica en un asesino. Por otro lado, si la persona ya albergaba objetivos y valores de asesino, el LSD podría no ser necesario.

LA LEY DE SUSTANCIAS CONTROLADAS DE 1970

Esta tormenta perfecta de controversia, política, salud pública y operaciones encubiertas que salieron mal dio como resultado que el Congreso de los EE. UU. aprobara la Ley de Sustancias Controladas (CSA) de 1970. Esta ley, en virtud de sus múltiples cortafuegos, extinguió de manera efectiva los estudios de estas drogas con humanos. No obstante, su uso clandestino continuó prácticamente en los mismos niveles que antes de esta ley. Los efectos adversos han disminuido en gran medida, sin embargo, porque la gente en el siglo XXI toma normalmente dosis más bajas. Además, pueden recurrir a cincuenta años de conocimientos acumulados en lo relativo a cómo tomar psicodélicos de manera más segura y cómo cuidar de aquellos que estén teniendo dificultades.

Aunque la investigación clínica se detuvo, la ciencia básica con animales continuó, ya que la regulación de la investigación con no humanos era significativamente menos onerosa. Como resultado, nuestra creciente comprensión de la farmacología del LSD y otros psicodélicos —especialmente, su relación con el sistema neurotransmisor de la serotonina— ha

sido responsable del desarrollo de medicamentos psiquiátricos y neurológicos más efectivos y menos tóxicos para una variedad de condiciones:
depresión, psicosis, dolor de cabeza y náuseas o vómitos.

ACTITUD Y ENTORNO

La lección más importante que aprendimos durante la primera ola de entusiasmo psicodélico fue el crucial papel de la "actitud" y el "entorno" en
determinar los resultados de cualquier experiencia particular con drogas.
Este concepto ayuda a explicar por qué la misma droga en la misma dosis
dada a diferentes personas en las mismas circunstancias produce diferentes respuestas. Este es un asunto que enfatizo regularmente a lo largo
de este manual. Por lo tanto, vamos a presentarlo aquí.

La "actitud" o disposición se refiere al estado de la persona que toma el
psicodélico. Esto incluye su salud física y mental. ¿Está la persona enferma,
bajo medicación múltiple, bebe demasiado alcohol o abusa de los opiáceos?
¿O es una persona sana, que hace ejercicio habitual, se asegura de dormir
adecuadamente y mantiene una dieta sana? ¿Sufre de depresión actualmente, ataques de pánico o está simplemente lidiando con múltiples
factores de estrés en su vida? ¿O está contenta y realizada, que posee
una red social de apoyo y disfruta de su trabajo? ¿Ha tomado psicodélicos
anteriormente? Y si es así, ¿cómo fue su experiencia? ¿Fue un viaje extático
a través del cosmos o un terrorífico descenso al inframundo?

La actitud también incluye expectativas e intenciones. ¿Qué espera que
suceda, cuáles son sus objetivos y cuáles sus esperanzas y miedos? ¿Desea
que desaparezca un cáncer o desea aceptar la realidad de una muerte que
se acerca rápidamente? Esto incluye también las creencias que uno tenga
acerca de los psicodélicos mismos, cómo se los denomina y cómo ello refleja
las creencias acerca de lo que hacen los psicodélicos y cómo lo hacen. ¿Son
"enteógenos", que generan lo divino en su interior? ¿Son "psicotomiméticos", que producen una psicosis temporal? ¿O son "psicodélicos", que

manifiestan o revelan lo que ya existe dentro de la mente de la persona, simplemente esperando una mayor clarificación?

El "entorno" se refiere al medio ambiente en el que se toman las sustancias psicodélicas; afuera o adentro; con amigos o en solitario; en una investigación o en un ambiente de fiesta. Incluye, además, la actitud de personas con las que uno experimenta los efectos de la droga. Así, entran en juego una gran cantidad de factores interpersonales. ¿Son amigos, antagonistas o personas neutrales? ¿Son científicos, terapeutas o hermanos espirituales? ¿Por qué están tomando o dando drogas psicodélicas a los demás y qué esperan que suceda? ¿Qué quieren a cambio?

SE REANUDA LA INVESTIGACIÓN EN HUMANOS

Los estudios clínicos con psicodélicos entraron en dos décadas de hibernación después de que la Ley de Sustancias Controladas y otras leyes similares a nivel internacional entraran en vigor. La marea comenzó a cambiar tanto en Europa como en los Estados Unidos a finales de los años ochenta. En 1989 apareció una ponencia alemana que documentaba un estudio clínico sobre la mezcalina, y mi trabajo con la DMT en la Universidad de Nuevo México comenzó poco después. La investigación de Nuevo México creó la regulación y los procedimientos científicos necesarios para que otros grupos estadounidenses comenzaran sus propios trabajos con estas drogas. Entre estos se incluía el estudio de la psilocibina para tratar trastornos obsesivo-compulsivos en la Universidad de Arizona, la MDMA en voluntarios normales en la UCLA y Wayne State, la ibogaína en la Universidad de Miami, así como la psilocibina en la Universidad Johns Hopkins. Este último proyecto, debido a su énfasis en la experiencia espiritual, fue especialmente efectivo a la hora de capturar la atención pública.

Una nueva generación de reguladores federales y financiadores más abiertos de mente está revisando las solicitudes de investigación psicodélica más favorablemente de lo que ha sido el caso por décadas. Muchos de estos individuos han tenido sus propias experiencias psicodélicas positivas y quieren que haya más investigaciones. Además, cincuenta años permiten que la caótica y poco gloriosa caída de los psicodélicos se haya desvanecido de la memoria. Además, continuamos atestiguando un cierto éxito en el tratamiento de numerosas enfermedades mentales, muchas de las cuales son las mismas afecciones por las que los psicodélicos parecieron ser especialmente prometedores durante los años cincuenta y sesenta. Las consecuencias para la salud mental por la actual pandemia de COVID han magnificado la necesidad imperiosa de opciones mejores y más ampliamente disponibles para su cuidado. Estos compuestos psicodélicos pueden ofrecer una esperanza que no tienen otros tratamientos.

TIPOS DE DROGAS PSICODÉLICAS

Antes de entrar en detalles con cada droga psicodélica en capítulos posteriores, quiero introducir aquí algunos términos generales importantes.

Los "psicodélicos clásicos" pertenecen a uno de los dos mayores grupos de compuestos químicos: las triptaminas y las fenetilaminas.

La DMT, la 5-MeO-DMT y la psilocibina son triptaminas. Todas ellas poseen en su estructura química una molécula de triptamina. La triptamina es un aminoácido que las plantas crean por sí mismas y los animales producen químicamente al modificar el triptófano de su dieta. Comenzando con este núcleo triptamínico, la naturaleza le une otros componentes, tales como grupos metilo; por ejemplo, al añadir dos grupos metilo a la triptamina resulta la "dimetiltriptamina" o DMT. El cuerpo humano sintetiza DMT y quizá también 5-MeO-DMT. La DMT de origen botánico es el ingrediente visionario de la cada vez más popular infusión amazónica ayahuasca. La 5-MeO-DMT es el ingrediente activo del "veneno de sapo" que produce el sapo del Desierto de Sonora, el cual es fumado por sus efectos. La psilocibina, a partir de numerosas especies de "hongos mágicos", existe solamente en los hongos.

En el mundo de la química psicodélica, al igual que en cualquier otro, hay agrupadores y desglosadores. Aquí me pondré del lado de los agrupadores y llamaré al LSD y a la ibogaína triptaminas. Los desglosadores dirán que el LSD es una ergolina, una categoría química más compleja. Sin embargo, se puede ver la molécula de triptamina en la del LSD y, por tanto, su figuración dentro de la familia general de las triptaminas es común. El LSD es sintético, producto de modificar químicamente el cornezuelo, un moho que crece en varios tipos de cereales. El psicodélico africano ibogaína, como el LSD, incorpora una molécula de triptamina dentro de su estructura mayor y más compleja, y asimismo podemos llamarla triptamina.

La otra familia de psicodélicos clásicos es la de las fenetilaminas, de las que la mezcalina del cacto peyote es la más famosa. La anfetamina y la metanfetamina, que no son psicodélicas, son también fenetilaminas. La MDMA pertenece a esta categoría; sin embargo, no es un compuesto clásico como la mezcalina.

El compuesto sintético ketamina pertenece a una familia completamente diferente —las arilciclohexilaminas—, como la estrechamente relacionada droga de abuso PCP.

La salvinorina A de la *Salvia divinorum* —"menta del adivino"— también pertenece a una categoría molecular diferente. De hecho, es única entre los psicodélicos porque no es un alcaloide que contenga nitrógeno. En lugar de eso es un terpeno, una gran familia de moléculas esencial en el campo de los productos naturales como las esencias y los tintes. La trementina, por ejemplo, es un terpeno.

EFECTOS FÍSICOS[12]

Los psicodélicos clásicos aceleran las pulsaciones del corazón y aumentan la presión sanguínea; pero cuando se ingieren por vía oral los efectos no son especialmente dramáticos. Sin embargo, cuando la vía de administración es inyectada, fumada o aspirada, como en el caso de las triptaminas de corta actuación como la DMT, los efectos cardiovasculares pueden ser profundos y potencialmente peligrosos en alguien con afecciones cardíacas.

El aumento de la temperatura corporal que ocurre con las drogas clásicas no es peligroso, pero el que provoca la MDMA sí lo puede ser. Esta es la razón por la que la MDMA resulta fatal en ocasiones en que la gente toma grandes cantidades en lugares cálidos, pistas de baile llenas de gente y sin beber líquidos que también contengan electrolitos vitales.

Con los compuestos clásicos, el diámetro de la pupila crece uniformemente, y esto puede contribuir a una mayor sensibilidad a la luz y una visión borrosa. Las náuseas y/o vómitos pueden ocurrir con cualquier sustancia psicodélica, pero normalmente son de corta duración, excepto en los casos de la ayahuasca y el peyote con mezcalina. La "piel de gallina" no es inusual y puede acompañar al comienzo de los efectos: la anticipación de los "pelos de punta" que marca las fases iniciales de la experiencia psicodélica.

---

12. Las siguientes dos secciones —"Efectos físicos" y "Efectos psicológicos"— se refieren primordialmente a las drogas psicodélicas clásicas. Los otros compuestos en este manual— MDMA, ketamina y salvinorina A— comparten algunas, pero no todas las características de los compuestos clásicos. Destacaré estas diferencias cuando hable de cada compuesto "no clásico" en posteriores capítulos. Sin embargo, hay más similitudes que diferencias entre estas variadas sustancias. Además, aunque estamos aprendiendo más sobre los efectos psicodélicos de la marihuana/cannabis, estos no aparecen en este manual. No obstante, en la medida en la que el cannabis pueda producir efectos psicodélicos, mucho de lo que digo aquí es también pertinente para este.

EFECTOS PSICOLÓGICOS

Las drogas psicodélicas afectan a todos los aspectos de la consciencia humana: percepción, consciencia del cuerpo, emociones, pensamientos y sentido de sí mismo. Así pues, difieren de aquellos compuestos que solo modifican una o dos funciones mentales.

Al dar una conferencia, Alexander "Sasha" Shulgin, el padre de la química psicodélica moderna, se refirió a tres tipos de drogas psicoactivas: los compuestos ↑ ("de subida") son los estimulantes como las anfetaminas, la cafeína y la cocaína. Estos aumentan la energía, el estado de ánimo y la concentración. Los compuestos ↓ ("de bajada") son los hipnótico-sedantes: el alcohol y los agentes ansiolíticos con benzodiazepinas como el alprazolam (Xanax) y el clonazepam (Klonopin). Estos nos sedan y lentifican nuestros movimientos y pensamientos. Luego, están las sustancias ★ ("estrella")— los psicodélicos— que afectan todos los aspectos de la consciencia.

Los elementos sensoriales son a menudo predominantes durante la experiencia psicodélica. Lo que miramos está más brillante o más apagado, puede cambiar de forma o fundirse, hacerse más grande o más pequeño. Con los ojos abiertos—y, especialmente, cerrados— observamos imágenes coloridas, geométricas, arremolinadas, caleidoscópicas... u objetos animados o inanimados más o menos reconocibles. Lo que escuchamos puede ser más amable o más duro, más ruidoso o más suave. Escuchamos sonidos emergiendo del silencio: voces, ruidos mecánicos, cantos, el viento o ecos.

Los psicodélicos a menudo causan sinestesia, la mezcla de dos modalidades sensoriales. El ejemplo más frecuente es "ver sonidos". La música puede producir colores que vemos en la mente o incluso en el mundo "exterior". Menos frecuente es la mezcla de otras modalidades sensoriales; por ejemplo "escuchar" cosas que normalmente solo vemos con los ojos.

Nuestro cuerpo se siente diferente: caliente o frío, ligero o pesado, más grande o más pequeño. Nuestra piel es más o menos sensible, y nuestros sentidos del sabor y el olor cambian de modo placentero o desagradable.

Podemos perder completamente la percepción de nuestro cuerpo y nuestra consciencia parece habitar en un estado incorpóreo.

Las emociones se secan o se desbordan, crecen y menguan, nos sobrepasan o desaparecen. Experimentamos dos sentimientos opuestos al mismo tiempo: felicidad y tristeza, ansiedad y tranquilidad, terror y éxtasis. Podemos resolver dificultades emocionales de larga data. Sentimos lo que otros sienten o perdemos por completo nuestra empatía.

Nuestro pensamiento se vuelve más claro o más confuso, más rápido o más lento. Pueden fluir nuevas ideas y comprensiones, podemos quedar atrapados en pensamientos repetitivos o podemos dejar de pensar por completo. El tiempo pasa más lento o más rápido: cinco minutos podrían sentirse como años y las horas parecen pasar tan rápido como unos pocos minutos.

Los compuestos psicodélicos modifican nuestro sentido del yo y la capacidad de ese yo para interactuar con mundos internos y externos. Podemos sentir que tenemos más o menos control de nosotros mismos, o experimentar a los demás influyéndonos de manera positiva o negativa. Sentimos nuestra capacidad para determinar nuestras propias vidas de forma más convincentemente clara que nunca; o, por el contrario, vemos la inevitabilidad de un destino cruel. Podemos sentir nuestra individualidad fuertemente, podemos olvidar quiénes somos o fundirnos con una luz fuera del tiempo y el espacio.

Una vez que terminan los efectos agudos de la droga, y si ha sido una "experiencia exitosa", a menudo hay un "crepúsculo psicodélico". Este es un sentimiento de facilidad, tranquilidad, confianza, energía, pensamiento claro y un elevado estado de ánimo. Puede durar días y, a veces, semanas.

Quizás el efecto de los psicodélicos más llamativo de todos es el que uno de mis mentores, Daniel X. Freedman, llamó "portentosidad". Ido Hartogsohn acuñó recientemente el término *meaning-enhancement*, que es "enriquecimiento del significado". Ambos se refieren a la convicción global y excluyente de que lo que uno está experimentando es "más real que lo real". Esto no significa que las visiones y las voces adquieran una mayor realidad que las cosas que vemos y oímos en nuestra consciencia normal del día a día. Más bien, el significado de la experiencia, su importancia, intensidad, relevancia personal y valor de la verdad son mayores que ninguna otra cosa que normalmente hayamos sentido o creído.

LAS EXPERIENCIAS CERCANAS A LA MUERTE Y DE CONTACTO EXTRATERRESTRE

Hay similitudes entre las experiencias cercanas a la muerte (ECM) y los efectos de las drogas psicodélicas, especialmente la ketamina y la DMT. Estas incluyen la consciencia incorpórea, la convicción de que uno ha muerto, viajar a través de un túnel terminado en una luz, así como un mundo lleno de seres. Comparando las descripciones de las ECM con los estados psicodélicos, un estudio señaló que el de la DMT era el más similar, mientras que otro apuntó a la ketamina. La similitud entre el estado en DMT y las ECM ha llevado a los investigadores a estudiar la biología del cerebro mientras muere. Datos recientes sugieren que los niveles de DMT crecen después de un paro cardíaco en roedores, especialmente en la corteza visual. Por lo tanto, tenemos datos de apoyo que sugieren un papel para la DMT endógena (producida por el propio cuerpo) en la generación de algunas de las características de la experiencia cercana a la muerte.

Cuando comencé mi investigación de la DMT tenía poco interés o conocimiento de las experiencias de contacto alienígena. Sin embargo, la frecuencia de "encuentros con seres" entre mis voluntarios me forzó a considerar el traslapamiento en las descripciones de estos dos tipos de experiencias. Por ejemplo, en ambas hay una presión y vibración interiores justo antes de abrirse paso para contactar con seres; se produce un abandono del cuerpo al entrar en un espacio "alienígena"; y los seres mismos son poderosos e inteligentes. En ambas tiene lugar una variedad de intensas interacciones con seres, interacciones convincentemente reales. No hay, por supuesto, signos físicos de "contacto", y esto me llevó a sugerir que podría haber un tipo de experiencia de contacto extraterrestre en la cual las interacciones se dan solo "de consciencia a consciencia", en lugar de "cuerpo a cuerpo".

Las drogas psicodélicas modifican todos los componentes de la consciencia. Es por esto que, al contrario de otras sustancias psicoactivas, los psicodélicos poseen tan desconcertante colección de nombres. Estos nombres, lo que significan y lo que dicen sobre nuestras creencias en torno a los efectos de los psicodélicos, son el objeto de nuestro próximo capítulo.

CAPÍTULO 2

LOS MUCHOS NOMBRES DE LOS PSICODÉLICOS: POR QUÉ SON IMPORTANTES

En mi interés por estudiar las llamadas drogas psicodélicas empecé a notar las similitudes entre las descripciones de los estados psicodélicos y los resultantes de ciertos tipos de meditación. Esto me sugería que la meditación podría liberar una sustancia psicodélica de forma natural en el cerebro, o que tanto los psicodélicos como la meditación activan las mismas áreas del cerebro. En cualquier caso, daban lugar a experiencias subjetivas similares. Igualmente, otros estados alterados sin drogas comparten características con los efectos de las drogas psicodélicas: psicosis, profecía, abducción alienígena y experiencias cercanas a la muerte. Además, todo el mundo tiene sueños, una entrada nocturna a un mundo con muchas características psicodélicas. En la medida en que los estados psicodélicos se traslapan con estos otros síndromes, se podría proponer un denominador biológico común.

Las similitudes entre los efectos de las drogas psicodélicas y otros estados alterados que ocurren de manera natural han llevado a una abundancia de nombres para estas sustancias. Antes de votar por "psicodélicos" como el mejor término, revisaré cómo surgieron los otros nombres y discutiré sus limitaciones. De este modo, espero poder fijar mi punto de vista acerca de la superioridad del término "psicodélico". ´

ALUCINÓGENOS, PSICOTOMIMÉTICOS Y ESQUIZOTOXINAS: PSICODÉLICOS Y PSICOSIS

"Alucinógeno" fue el término medicolegal más popular durante décadas. Sin embargo, no todas las experiencias psicodélicas implican visiones y voces, y no todas concuerdan con el significado exacto de "alucinación". Además, rara vez consideramos las cosas que vemos bajo los compuestos psicodélicos como si fueran tan objetivas como la realidad cotidiana misma, lo cual sería característico de una "verdadera alucinación"[13]. Al mismo tiempo, las experiencias psicodélicas son profundamente significativas, y referirnos a ellas como alucinaciones empequeñece su significancia. Implica que nuestra experiencia es irreal, imaginaria; de algún modo, pato-lógica o trastornada.

"Psicotomimético" es un término estrechamente relacionado. Refleja la creencia de que los psicodélicos causan una "psicosis modelo", un estado psicótico limitado en el tiempo similar a la esquizofrenia. Los síntomas comunes a ambos síndromes incluyen "pensamientos trastornados", "delirios paranoicos", "imagen corporal alterada", "pérdida de la identidad", "reacciones emocionales anormales" y así sucesivamente. Esta noción era tan dominante en los comienzos de la investigación psiquiátrica que las escalas de valoración para el LSD en los años cincuenta y sesenta enfa-tizaban este tipo de efectos hasta la exclusión de casi todos los demás. En cuanto cualquier droga particular producía "experiencias psicóticas", los investigadores la consideraban "similar al LSD".

El concepto psicotomimético produjo otro nombre para los psicodélicos: "esquizotoxina" o "esquizotóxico", que alude a la creencia de que eran

---

13. La excepción es la salvinorina A, que puede hacer que la gente interactúe con los objetos alucinados y correr el riesgo de hacer daño a sí mismos o a los demás.

toxinas generadoras de psicosis, muy similar a nuestro uso actual de "neu-rotoxina" para describir ciertas drogas cuyo efecto es perjudicial para el cerebro.

¿Qué tan válida es la idea del modelo de la psicosis? Depende. Depende del tipo de psicosis y de los síntomas particulares del trastorno. Por ejemplo, con respecto a las alucinaciones y delirios de la esquizofrenia, especialmente la del tipo de paranoia aguda, los efectos de los psicodélicos clásicos comparten características. Con respecto a los esquizofrénicos "quemados", esos que frecuentemente habitan las salas traseras de los hospitales psiquiátricos estatales, los efectos de los psicodélicos no son un buen modelo. Por otro lado, la ketamina parece más cercana a imitar ciertos aspectos del estado catatónico retraído que ocurre en este grupo de pacientes.

Hay que tener en cuenta, también, que las circunstancias del estado psicodélico y de los síndromes de la esquizofrenia varían considerablemente. Alguien que tome LSD puede tener síntomas similares a alguien con esquizofrenia aguda. Sin embargo, esta persona tomó una droga a voluntad, sabe que sus síntomas son el resultado de una ingestión de droga, que los efectos concluirán en varias horas. No obstante, alguien que sufra estos síntomas durante semanas, meses o años, debe adaptarse a su presencia. Esta adaptación, entonces, se vuelve una parte esencial en la psicología de la persona: sus comportamientos y creencias. Una desconfianza temporal se solidifica en complejos delirios paranoicos duraderos. Además, los esquizofrénicos pueden tener déficits neurológicos y cognitivos subyacentes que pueden limitar las adaptaciones posibles en respuesta a síntomas "psicodélicos" de largo plazo.

A partir del concepto del modelo de psicosis se desarrolló una serie de aplicaciones teóricas y prácticas. Por ejemplo, si los investigadores pudiesen identificar los efectos biológicos del "psicotomimético" LSD —digamos, anormalidades en la función neurotransmisora— esto podría señalar la existencia de fallos de funcionamiento similares en las condiciones psicóticas sin droga. Entonces, estas anormalidades en los neurotransmisores podrían ser modificables con medicación, de la misma manera que los antidepresivos ISRS corrigen la función anormal de la serotonina en la depresión.

Esta fue un área de investigación particularmente ajetreada luego del descubrimiento en los fluidos humanos de DMT producida de manera natural. Los científicos buscaban anormalidades en el sistema de DMT en los casos de psicosis: sobreproducción, descomposición ineficiente o hipersensibilidad a sus efectos en cantidades normales. Antes de que los estudios en humanos cesaran en 1970, los científicos incluso estaban desarrollando anticuerpos contra la DMT como un potencial tratamiento antipsicótico.

Aunque las nuevas investigaciones estadounidenses con psicodélicos clásicos no se han enfocado en el modelo psicotomimético, algunos grupos europeos continúan empleando este marco de trabajo.

Estas teorías, además, suministraron una justificación para administrar psicodélicos a pacientes psicóticos en los años cincuenta y sesenta. ¿Qué tan similares eran las visiones y voces causadas por la DMT o el LSD a aquellas que tenían lugar en la experiencia psicótica cotidiana? En la medida en que una se pareciese a la otra, esto apoyaría la idea de que un psicodélico generado de manera natural por el cuerpo podría ser el responsable de los síntomas de la esquizofrenia. Quizás, entonces, los medicamentos antipsicodélicos podrían ser antipsicóticos útiles.

La evidencia que apoya una relación entre psicodélicos y psicosis endógena durante la primera oleada de estudios fue inconcluyente. Para cuando los científicos habían refinado su entendimiento de las similitudes y diferencias entre ambos síndromes, la investigación clínica había cesado. Con la renovación de los estudios en humanos, los investigadores están de nuevo administrando psicodélicos a esquizofrénicos; sin embargo, solo la ketamina se ha utilizado de esta manera, y no los compuestos clásicos. Parece que la ketamina incrementa los síntomas psicóticos en pacientes esquizofrénicos, síntomas que no difieren de sus síntomas diarios. Similarmente, entonces, los medicamentos antiketamina podrían resultar efectivos en la práctica clínica.

La conexión entre psicosis y psicodélicos suscitó dos vías adicionales de investigación durante la primera ola de investigación en humanos.

Una implicaba la psicoterapia con pacientes psicóticos. Estos eran normalmente residentes de larga duración en los hospitales mentales estatales. Los psiquiatras esperaban que estos pacientes, a menudo mudos, inmóviles e intensamente preocupados, pudiesen incrementar su participación con el mundo exterior después de tomar un psicodélico. Los resultados fueron mixtos: algunos lo hicieron y otros no.

La otra área de investigación era entrenar a terapeutas que trabajaban con pacientes psicóticos. Aquí, la creencia era que, al inducir en el personal clínico una "psicosis limitada en el tiempo", se podría incrementar su empatía. Podrían conocer "de primera mano" cómo era ser psicótico: escuchar y ver cosas que los otros normalmente no pueden ver, experimentar un sentido fragmentado de uno mismo y relacionarse con el mundo de una manera paranoide y desorganizada. Aunque esta estrategia tiene sentido, muy pocas publicaciones abordaron su eficacia real. Yo creo que merece un reexamen.

ONIRÓGENOS: PSICODÉLICOS Y SUEÑOS

El término "onirógeno" viene del griego *óneiros*, de "sueño", y *gen*, de "generación o creación". Un onirógeno produce un estado similar al sueño. Este es un término relativamente raro, tanto en la comunidad científica como en la psicodélica. Lo he visto principalmente en el contexto de la ibogaína, pero que los efectos subjetivos de la ibogaína sean diferentes a los de los otros compuestos clásicos es algo incierto.

Hay muchas áreas de traslapamiento entre los psicodélicos y los estados del sueño: "visiones"; "voces"; existencia en un mundo no físico; sentidos del yo, del espacio y del tiempo altamente alterados; recuerdos de eventos olvidados hace mucho tiempo; y la representación simbólica de conflictos o deseos normalmente inconscientes.

Al considerar los relatos de grandes experiencias psicodélicas es difícil evitar su asociación con los sueños. Durante mis estudios sobre la DMT, cuando la enfermera atendiente escuchaba a uno de los voluntarios describir su sesión, dijo: "Eso suena justo como mis sueños". Y, al revisar mi libro *DMT: La molécula del espíritu*, un escritor me sugirió que el título podría cambiarse a *DMT: La molécula de los sueños*.

Aunque las descripciones de estos dos estados se traslapan considerablemente, creo que hay, al menos, dos modos de distinguirlos. El más obvio es que una experiencia psicodélica tiene lugar mientras estamos despiertos, mientras que los sueños ocurren cuando dormimos. La otra diferencia es más sutil y se relaciona con el sentido de realidad que cada uno posee. Respondiendo al comentario de la enfermera al comparar sus sueños con esta experiencia con DMT, nuestro voluntario dijo: "Lo que usted describe es un sueño; esto es real. Es totalmente inesperado, bastante constante y objetivo. Se podría interpretar que usted me mire las pupilas [cuyos diámetros estábamos midiendo] como estar siendo observado, y los tubos en mi cuerpo [usados para las muestras de sangre y la administración de la DMT] como los tubos que estoy viendo en mis visiones. Pero eso sería una metáfora, y esto no es una metáfora en absoluto. Es una realidad constante e independiente".

Sin embargo, la relación entre las experiencias psicodélica y onírica es incuestionable. Y, con el descubrimiento de elevados niveles de DMT en el cerebro de mamífero, una de las cuestiones más interesantes es saber si sus niveles aumentan durante el estado del sueño.

ENTACTÓGENOS Y EMPATÓGENOS

Hay términos relativamente nuevos para las drogas del tipo MDMA. "Entactógeno" es la combinación de la raíz griega *en*—que significa "dentro"— y la raíz latina *tactus*—que significa "tocar"—, y se refiere a la capacidad de estas drogas para poner a las personas en contacto con ellas mismas, especialmente en su vida emocional. "Empatógeno"—"que genera empatía"— enfatiza sus efectos de incrementar la empatía. Estos dos términos son intercambiables porque describen la misma familia de compuestos y sus predominantes efectos emocionales.

ENTEÓGENOS Y MISTICOMIMÉTICOS: PSICODÉLICOS Y EXPERIENCIA ESPIRITUAL

"Enteógeno" es un término relativamente nuevo y de creciente popularidad para estas sustancias. Recoge cuidadosamente tres conceptos en una palabra: *en*, que significa "dentro"; *theos*, que significa "Dios"; y *gen*, "generar". Así, los enteógenos "generan a Dios desde dentro". Estas ideas, sin embargo, requieren considerar la naturaleza de la experiencia espiritual en sí, un concepto que posee una considerable ambigüedad. En la medida en la que podamos estar de acuerdo en un vocabulario común, estaremos mucho más adelantados en el tratamiento de estos temas tan espinosos.

Comencemos con el término "espiritual". Este se refiere a pensamientos, sentimientos o imágenes que reúnen las más altas virtudes de la mente. Términos similares son "sagrado", "santo", "religioso" y "puro". Lo "espiritual" difiere de lo "cotidiano", "profano", "bestial" o "carnal". "Espiritual" puede referirse también a cosas inmateriales, incorpóreas o invisibles. Puede referirse a la naturaleza inmaterial de los humanos, su alma o espíritu. Y, más específicamente, "espiritual" puede referirse a Dios, al espíritu o la palabra de Dios, o al alma sobre la cual Dios actúa.

Una "religión", por otra parte, es un sistema de creencias que expresa la relación entre la naturaleza espiritual de los humanos y el mundo espiritual. Implica un sentido de responsabilidad, dependencia, temor, reverencia, miedo y amor. Además, incluye conceptos, sentimientos, imaginería, música y prácticas específicos que fluyen desde estas creencias. Una religión puede contener o canalizar pensamientos, sentimientos, imaginería e impulsos espirituales. Sin embargo, la espiritualidad frecuentemente se da fuera de las instituciones religiosas tradicionales. Esto es a lo que se refieren las personas cuando dicen que son "espirituales, pero no religiosas".

Me gusta clasificar las experiencias espirituales en dos tipos: la "místico-unitiva" y la "interactiva-relacional". En ambas estamos tratando con un estado alterado de la consciencia, con características espirituales. Cualquiera de las dos o ambas pueden ocurrir dentro o fuera de la tradición religiosa. Dentro de la tradición religiosa podemos llamarlas "experiencias religiosas", y participan de la imaginería, vocabulario y otros conceptos relacionados con esa religión. Un ejemplo sería una persona cristiana que, durante una experiencia psicodélica, ve imágenes de la virgen o de ángeles.

La marca de una experiencia místico-unitiva es la "unidad", a la que algunos se refieren como "disolución del ego". Ya no hay un sentimiento de individualidad, no hay interior ni exterior, no hay objeto ni sujeto y la consciencia de uno se fusiona con "Dios", "el fundamento de todo ser", "pura consciencia", la "luz blanca", una poderosa "realidad" libre de forma o sustancia. Los budistas llaman a este fenómeno el "vacío", del cual emerge toda existencia, pero que en sí está vacío de cosa alguna específica o identificable. El tiempo y el espacio ya no existen. Allí hay certeza y verdad—la convicción de que lo que uno está experimentando es "más real que lo real"—, un estado de ánimo positivo e "inefabilidad". Este último término se refiere a la sensación de que uno no puede describir este estado con palabras.

En contraste, una experiencia interactiva-relacional está llena de contenido, hay un mantenimiento e incluso refortalecimiento del sentido de uno mismo; el tiempo y el espacio continúan, aunque de un modo de alguna manera modificado. Los efectos sobre el estado de ánimo son más variables y es un estado lleno de información, a menudo verbal. Al igual que en el estado místico-unitivo, hay también un sentimiento de que uno está siendo testigo de algo que es más real que lo real.

William James fue un psicólogo de Harvard de finales del siglo XIX, quien escribió el famoso libro *Las variedades de la experiencia religiosa*. Su noción de la mística-unitiva como la más alta forma de experiencia espiritual se suscitó como resultado de su relación con la figura del religioso hindú Swami Vivekananda. Los dos se conocieron cuando Vivekananda presentó la idea de una "religión universal" en el Parlamento de las Religiones del Mundo, en Chicago a finales del siglo XIX. La noción de que una experiencia religiosa fundamental subyace a todas las grandes religiones del mundo atrajo a James e incorporó esta idea a su libro. Al hacerlo, deseaba enfatizar las similitudes entre las tradiciones religiosas, esperando que esto pudiese llevar a un menor sectarismo y conflicto.

Sin embargo, esta religión universal de Vivekananda era una religión específica; o sea, el hinduismo vedanta. Además, la noción de una experiencia religiosa común a todas las tradiciones no es verdad. Uno solo necesita mirar la tradición de la Biblia hebrea (Antiguo Testamento) sobre la experiencia profética. No hay ejemplos de un estado místico-unitivo en toda esta colección de veinticuatro libros. Más bien, la experiencia profética es únicamente interactiva y relacional. Echemos un vistazo al Capítulo 1 de Ezequiel, donde el cielo se abre y el profeta es testigo de una hueste de seres celestiales, ruedas giratorias, fuego y hielo. Aturdido, cae al suelo y un ángel lo levanta, comenzando así un diálogo verbal entre el humano y lo divino.

No obstante, hay una noción extendida de la experiencia espiritual universal —como "cableada" en la especie humana— que los psicodélicos activan. Esta idea domina la discusión sobre los efectos espirituales de los psicodélicos dentro y fuera del ámbito académico.

Esto ha tenido dos efectos desafortunados. Uno es que establece un objetivo para cualquier sesión psicodélica particular. O sea, si alguien que consume un psicodélico—y aquellos que se lo administran— esperan alcanzar un estado místico-unitivo, la experiencia dará lugar a una sensación de decepción para ambas partes en caso de que no lo consigan. Un resultado más pernicioso es la creencia de que las experiencias interactivo-relacionales son inferiores a las místico-unitivas. Esto es una opinión, una postura teológica, y carece de pruebas que la apoyen.

Comparar desfavorablemente la experiencia interactivo-relacional con la místico-unitiva tiene como resultado considerar desfavorablemente las tradiciones religiosas para las que la experiencia interactivo-relacional es fundamental; esto es, las bases de su tradición. Ya que el judaísmo es la religión más conocida que se basa en la experiencia interactivo-relacional— es decir, profética—, ello da como resultado que las creencias judías estén en la mira de los psicodelistas—académicos y laicos— que promueven el estado místico-unitivo.

Me aparté del tema entrando en los tipos de experiencia espiritual por la creciente popularidad de llamar a los psicodélicos "enteógenos", una práctica que enfatiza la noción de que los psicodélicos son inherentemente espirituales. Igualmente válido sería afirmar que los psicodélicos son, de algún modo, inherentemente "esquizotóxicos". Ninguna es verdad. Más bien, los efectos de los psicodélicos son resultado de quién los administra, quién los toma y por qué; o sea, la actitud y el entorno. Y esto es por qué "psicodélicos" es el mejor término, tal como sugeriré a continuación.

Hay limitaciones prácticas a "enteógeno", también. No todos los que toman psicodélicos buscan una experiencia espiritual, por lo que enfatizar este efecto puede causar que aquellos que pudieran buscar, por otra parte, un beneficio de una sesión psicodélica, acaben rehuyéndola. Además, la presencia de "theos" apunta a la existencia de Dios, la divinidad y un mundo espiritual, en lo cual mucha gente podría no creer. Además, asume que Dios—si uno cree en Dios— existe dentro de nosotros, en lugar de fuera de nosotros. Esto es también una creencia que no todo el mundo comparte, incluyendo a aquellos que pudieran desear usar una sustancia psicodélica por razones espirituales. Finalmente, la idea de que una droga pueda "generar a Dios" sugiere un modelo metafísico que los tradicionalmente religiosos podrían objetar.

PSICODÉLICOS: MANIFESTADORES O REVELADORES DE LA MENTE

Prefiero el término "psicodélico". Es el más genérico y, por tanto, el más incluyente. Este es un punto crucial, ya que uno puede tomar un psicodélico por diferentes razones en diferentes situaciones. Las drogas psicodélicas, por sí mismas, no "producen" psicosis más de lo que "producen" experiencias espirituales. Más bien, simplemente interactúan con la mente de la persona que las toma.

"Psicodélico" es una palabra griega que proviene de dos raíces: *psyche*— referida a la mente, el alma o la inteligencia— y *delos*—manifestar, revelar, divulgar o hacer comprensible lo incomprensible—. Esta palabra captura las características esenciales del estado psicodélico. Contenidos de la mente previamente ocultos o invisibles son ahora visibles.

Stanislav Grof, el padre de la psicoterapia moderna con LSD, propuso que los psicodélicos son amplificadores no específicos del material mental inconsciente. Podemos expandir esta noción diciendo que también tienen un impacto en los contenidos conscientes. Esto es, si uno ya es más o menos consciente de pensamientos y sentimientos particulares, los psicodélicos pueden volverlos más claros, significativos e importantes. Mejores y más bonitos.

El psiquiatra anglo-canadiense Humphry Osmond fue quien acuñó originalmente este término, pero cayó en desgracia debido a su asociación con los movimientos contraculturales de los años sesenta. Además, los medios de comunicación se apropiaron del término —trivializándolo— para referirse simplemente a una estética: un tipo de música, modo o arte. A lo largo del tiempo, sin embargo, el lastre cultural que el término "psicodélico" acarreó durante mucho tiempo se ha vuelto mucho más ligero. Este término ahora aparece más a menudo que cualquier otro en los entornos laico y científico.

DE NUEVO, ACTITUD Y ENTORNO

El modo en que cada uno elija denominar a los psicodélicos dependerá de las propiedades que quiera enfatizar y de cuál sea en los entornos de investigación la escala de valoración que el equipo de investigación utilice. Y su nombre, a la vez, retroalimentará lo que son sus efectos y, especialmente, cómo los interpretemos.

Consideremos esta situación: alguien se ofrece como voluntario para un estudio con una droga "psicotomimética". El personal trata a este voluntario intoxicado como si fuese esquizofrénico y, luego de que se haya pasado el efecto de la droga, el voluntario llena una "escala de valoración de la esquizofrenia". Ahora, consideremos esta otra situación: esa misma persona se apunta como voluntaria a un estudio con exactamente la misma droga psicodélica; pero, en este caso, los investigadores lo llaman "enteógeno". El personal trata al voluntario intoxicado con reverencia, respeto y compasión; y entonces, le administran una "escala de valoración de experiencias espirituales". No es difícil ver lo diferentes que serán las experiencias con la misma droga al cambiar el entorno de una forma tan llamativa.

Cada uno de estos enfoques —el psicotomimético o el enteogénico— posee sus cualidades. Sin embargo, no debemos confundir dos importantes conceptos: los efectos de las drogas mismas y el propósito con el que uno las toma. Uno puede utilizar los psicodélicos para estudiar la psicosis del mismo modo que los puede utilizar para inducir una experiencia espiritual. Sin embargo, hay una diferencia crucial entre las propiedades esenciales de la droga y el resultado esperado o deseado.

Por todo esto, creo que "psicodélicos" sigue siendo el mejor término: evita superponer esquemas interpretativos a su característica esencial, que es manifestar y revelar los contenidos de la mente.

CAPÍTULO 3

¿PARA QUÉ SON BUENOS LOS PSICODÉLICOS? ¿CUÁLES SON SUS RIESGOS?

En este capítulo podrá parecer que enfatizo los efectos negativos de los psicodélicos por encima de los positivos. No es mi intención pintar los psicodélicos con un halo negativo, sino proporcionar una perspectiva equilibrada con respecto a sus riesgos y beneficios potenciales. No es difícil encontrar relatos elogiosos sobre los resultados del uso de una droga psicodélica, tanto dentro como fuera del entorno de la investigación. Se trata de informes reales con datos reales. Por otro lado, con las prisas propias del entusiasmo respecto a los psicodélicos, recomiendo precaución a la hora de desestimar demasiado rápidamente los potenciales efectos adversos. Estos raramente reciben en ningún lado la misma atención que los efectos más prometedores.

BENEFICIOS POTENCIALES

En las décadas de 1950 y 1960 la investigación acreditó una cantidad de conclusiones positivas con respecto a los efectos de los psicodélicos clásicos. La mayoría de los proyectos utilizaron el LSD, mientras que unos pocos estudiaban la psilocibina, la mezcalina o los compuestos similares a la DMT, DET (dietiltriptamina) y DPT (dipropiltriptamina).

Por entonces, al igual que ahora, la psiquiatría estaba siendo decepcionantemente ineficaz para tratar condiciones comunes pero incapacitantes: adicción al alcohol y los opioides, depresión, ansiedad, dolor, preocupación con la muerte, autismo, trastornos antisociales y otros trastornos de la personalidad. La mayoría de los estudios, aunque no estaban tan científicamente bien diseñados como ahora, apuntaban a los beneficios de la administración de una droga psicodélica. Además de para tratar enfermedades mentales, algunas investigaciones demostraron mejoras en la creatividad de científicos y artistas. Los estudios sobre psicodélicos con una orientación espiritual durante la primera oleada de entusiasmo eran poco comunes. El más conocido fue el Experimento de Viernes Santo en la Capilla Marsh en la Universidad de Boston, en el que los estudiantes de teología que tomaron psilocibina tuvieron experiencias religiosas más profundas que aquellos que solo tomaron un placebo durante un servicio de Viernes Santo.

Los estudios actuales de psicoterapia asistida por psicodélicos abordan todas las condiciones incapacitantes mencionadas anteriormente e incluyen aquellas sobre las que aún no habíamos establecido claridad en el diagnóstico y/o no estábamos al tanto de su prevalencia. Estas incluyen la dependencia al tabaco, trastornos de estrés postraumático, trastornos obsesivo-compulsivos, trastornos de la alimentación como la anorexia nerviosa y la bulimia nerviosa. Ahora también tenemos la ayahuasca en nuestra caja de herramientas psicodélicas. Las investigaciones sugieren que la administración aguda [o sea, una administración única, a diferencia de una crónica, que serían varias a lo largo de un tiempo] de este brebaje con DMT es efectiva para los mismos trastornos que los otros compuestos clásicos. En entornos de duración más larga, se ha utilizado la infusión de ayahuasca regularmente durante décadas en iglesias en las que sirve a modo de sacramento, y la evidencia sugiere que hay beneficios para un gran número de categorías físicas y mentales.

Estudios con nuevos compuestos no clásicos como la MDMA y la ketamina han producido resultados similarmente prometedores en trastornos resistentes al tratamiento, tales como el alcoholismo, el trastorno de estrés postraumático y la ansiedad social.

Uno de los aspectos más notables de la investigación actual es la demostración de que los beneficios para la ansiedad, la tendencia al suicidio y los síntomas depresivos comienzan rápidamente, dentro de la primera o segunda hora tras el consumo de la droga. Con la ibogaína, las ansias por drogarse y el síndrome de abstinencia responden asimismo rápidamente. Interesantemente, este rápido curso de tiempo corresponde a la inducción de la neurogénesis (crecimiento de nuevas neuronas) y la neuroplasticidad (mayor número de conexiones neuronales) en animales y en estudios en tubos de ensayo.

Aunque la psilocibina es la droga psicodélica clásica que los investigadores más están utilizando ahora, creo que esto se debe más a consideraciones políticas que a las propiedades únicas de esta sustancia[14]. Las farmacologías del LSD y la psilocibina son similares, así como sus efectos subjetivos. Tampoco es persuasivo el argumento de que la menor duración de los efectos de la psilocibina la provea de una ventaja distintiva respecto al LSD. En términos prácticos, ¿qué diferencia hay entre una sesión de seis a ocho horas y otra que dure de ocho a diez horas? Ambas requieren un día entero en la clínica u hospital. Más bien, la actual popularidad de la psilocibina se debe, sobre todo, a su menor notoriedad como una droga de abuso, si la comparamos con el LSD. Además, la disponibilidad generalizada de los hongos con psilocibina y el hecho de que se trate de "enteógenos naturales" estimulan la atracción de esta sustancia por parte de aquellos investigadores que abogan por un más amplio acceso a los psicodélicos en general. Los proponentes de la descriminalización y la legalización han sido rápidos para explotar este abogamiento implícito de los investigadores.

---

14. Esta es también una de las razones por las que elegí la relativamente oscura DMT y no el LSD para mis propios proyectos iniciales de investigación.

La psicoterapia asistida por psicodélicos en las décadas de 1950 y 1960 adoptó dos enfoques. Un modelo era el psicolítico, en el que los pacientes tomaban dosis bajas de psicodélicos en el entorno de un tratamiento a largo plazo, normalmente psicoterapia psicoanalítica freudiana o psicoanálisis. Era esta una parte habitual en el tratamiento, en el que los pacientes podían recibir dosis psicolíticas de LSD, digamos, una vez al mes en el entorno de una terapia de varios años de duración. Estos pacientes no estaban especialmente enfermos, sufriendo de neurosis o trastornos de la personalidad. El rigor científico de estos trabajos era significativamente menor que el de los estudios que utilizaban dosis mayores en entornos académicos y sus resultados rara vez aparecían en publicaciones científicas.

El otro modelo era el psicodélico, en el que los terapeutas administraban un pequeño número de dosis altas de droga. Aquí el objetivo era alcanzar una experiencia "pico", "psicodélica" o lo que ahora llamamos "mística". Este es el modelo predominante hoy. Sin embargo, hay un creciente consenso que apoya el valor de combinar los modelos psicoterapéuticos tradicionales con el de sesiones de altas dosis de sustancias psicodélicas, aprovechando así lo mejor de cada modelo. Estas terapias incluyen la entrevista motivacional, terapia cognitivo-conductual, psicoterapia psicoanalítica y enfoques centrados en el paciente.

Cabe destacar un puñado de estudios que administraban psicodélicos diariamente para el tratamiento de trastornos del estado de ánimo en un modelo parecido al que vemos en el tratamiento antidepresivo diario. Sin embargo, el efecto agudo de los psicodélicos se disipaba rápidamente debido a la tolerancia, mientras que las respuestas a los antidepresivos eran sustanciales.

El reciente entusiasmo por las experiencias espirituales inducidas por los psicodélicos clásicos—es decir, utilizarlos para propósitos no médicos— ha llevado también a estudios que demuestran que los psicodélicos incrementan el "bienestar". Por ejemplo, ayudan a la meditación; contribuyen a una personalidad más abierta, receptiva y compasiva, y aumentan la dedicación del clero puede ser a su profesión.

Los "estudios de campo" implican encuestar a la gente que toma psicodélicos en entornos no investigativos; por ejemplo, en los círculos en los que se fuma el veneno de sapo o en los retiros de ayahuasca. Además, los investigadores utilizan las encuestas en línea para buscar relaciones entre el uso de las drogas psicodélicas y otras variables. Estos estudios sugieren que los psicodélicos mejoran la creatividad y alteran las creencias metafísicas; y que sus usuarios tienen una mejor salud cardiovascular y menor diabetes que los no usuarios, son menos solitarios, menos dados a consumir cocaína, más proclives a permanecer fuera de prisión una vez han sido liberados, políticamente son más progresistas[15], tienen un mayor aprecio por la naturaleza y mejores relaciones domésticas. Sin embargo, uno de estos estudios, aunque sugería una asociación entre el uso de la psilocibina y la reducción de la depresión, encontró también un mayor nivel de depresión entre quienes utilizaban LSD.

Uno debe mirar estas encuestas con cautela, ya que no establecen una relación causal. En otras palabras, no sabemos si los psicodélicos son lo que causa estos efectos. Puede ser que las personas con mejor salud cardiovascular tengan una mayor tendencia a utilizar psicodélicos que quienes tienen una mala salud cardiovascular, o que quienes más aprecian la naturaleza tomen psicodélicos más a menudo que quienes no la valoran tanto.

RIESGOS POTENCIALES

La siguiente discusión comprende los psicodélicos clásicos. Abordaré los efectos adversos de los psicodélicos no clásicos en capítulos subsiguientes.

---

15. Sin embargo, los grupos neonazis también usan psicodélicos para cimentar sus sistemas de creencias y justificar sus acciones.

RIESGOS FÍSICOS

Los psicodélicos clásicos no son tóxicos físicamente. No tengo conocimiento de ninguna muerte que estos compuestos puros o plantas no contaminadas hayan causado a alguien cuando no se mezclan con otras sustancias. Algunos reportes de defectos de nacimiento y daños en los cromosomas contribuyeron a la reacción adversa contra los psicodélicos a finales de los años sesenta, pero estudios posteriores mejor diseñados refutaron estas afirmaciones precipitadas. Además, no hay evidencia convincente de que los psicodélicos clásicos produzcan daños cerebrales, reduzcan el coeficiente intelectual o causen efectos neurológicos adversos. Aunque un estudio en los años setenta sugería puntajes inferiores de los consumidores de LSD en un test de memoria, un artículo más reciente indicó que los usuarios de ayahuasca sacaron mejores resultados en el mismo test.

ADICCIÓN

La "adicción" es una noción compleja e implica el fenómeno interrelacionado de la tolerancia, la abstinencia, la dependencia y las ansias de consumo. También se encuentra a mitad de camino entre las categorías de los efectos adversos físicos y psicológicos, por lo que la integro aquí entre los riesgos físicos y psicológicos.

Se llama "tolerancia" al menor efecto que produce una droga cuando se usa de forma repetida y poco espaciada. Consecuentemente, es necesaria una dosis mayor para producir los mismos efectos. En el caso de los psicodélicos clásicos la tolerancia adviene rápidamente. Por ejemplo, tomar la misma dosis de LSD diariamente durante tres o cuatro días anula los efectos psicológicos de la dosis original. Después de aproximadamente el mismo número de días de abstinencia, la sensibilidad vuelve a ser la normal. La "tolerancia cruzada" se refiere a la tolerancia a diferentes drogas de la misma clase. Alguien con tolerancia al LSD no responderá a la psilocibina tan vigorosamente como alguien que sin esa tolerancia al LSD; ni alguien con tolerancia a la psilocibina responderá de manera normal a la mezcalina.

La "abstinencia" se refiere a los síntomas físicos y psicológicos que acompañan al cese abrupto en el uso de una droga. La abstinencia a la cafeína es suave, mientras que la abstinencia al alcohol puede ser mortal. El síndrome de abstinencia produce síntomas opuestos al efecto agudo de la droga. Por ejemplo, cuando una persona se abstiene de la droga sedante llamada alcohol, se torna hiperexcitable y puede incluso tener convulsiones. Sin embargo, parar de consumir psicodélicos no produce un síndrome de abstinencia física, aún después de consumir dosis diarias.

La "dependencia" puede ser psicológica o física. Por ejemplo, alguien puede ser dependiente de una píldora de benzodiazepina para conseguir un buen descanso por la noche. Sin embargo, toma el medicamento tal como se le prescribió, no lo combina con otras drogas como el alcohol y no aumenta su dosis. No obstante, un cese abrupto le producirá un síndrome físico de abstinencia y, una vez que este haya terminado, algunos descubrirán que se trataba de una dependencia psicológica de la droga: la "anhelan". Esto significa que dedicaban un tiempo desmesurado pensando y deseando cómo obtener y consumir esa droga. Sin embargo, aún sin la existencia de la dependencia física que provoca los síntomas de la abstinencia física tras el cese del consumo, hay algunos que pueden depender psicológicamente de una droga, lo que también conduce al anhelo y la búsqueda de la droga.

La "adicción", por su parte, es un trastorno médico-psiquiátrico en el que uno no puede dejar de consumir una droga a pesar de sus consecuencias negativas, sobre la salud, vocacionales o sociales. Se puede ser tolerante a una droga (menores efectos con la misma dosis) y sufrir abstinencia cuando cesa su consumo, pero podría no estar adicto a ella. Por ejemplo, alguien que tome un opiáceo que el médico le ha prescrito para una lesión concreta, requerirá mayores dosis para aliviar el mismo dolor luego de una semana de consumo; y, una vez que cese el consumo del medicamento, experimentará una abstinencia física del opiáceo. Sin embargo, no anhelará el medicamento ni lo continuará tomando más allá del tiempo de prescripción.

Si alguien continúa utilizando psicodélicos a pesar de que le están causando problemas, podemos considerarlo un adicto. Estas personas desean volver al mismo estado repetidamente para afrontar o reforzar creencias que nadie más comparte. Esta es una adicción psicológica, no física, y es bastante rara. Tenga en cuenta también que la dosis diaria de un psicodélico clásico disminuye sus efectos, por lo que el uso compulsivo diario no ocurre. Una excepción es que la tolerancia a la DMT—y probablemente a la 5-MeO-DMT— no se desarrolla con una administración repetida; por lo que puede ocurrir un uso fuera de control, aunque esto es infrecuente.

RIESGOS PSICOLÓGICOS

En la literatura sobre los efectos adversos desde la década de 1950 hasta la de 1970—el período durante el cual tenemos más información— había dos conjuntos de datos. Uno venía de voluntarios normales y de pacientes psiquiátricos que recibieron psicodélicos en entornos académicos o de psicoterapia privada. El otro consistía en artículos que describían a pacientes que acudían a los servicios de urgencias o a las unidades hospitalarias psiquiátricas sufriendo los efectos nocivos de estas drogas.

En investigaciones cuidadosamente tamizadas, supervisadas y seguidas, los riesgos resultantes de la administración de una droga psicodélica eran extraordinariamente bajos. La tasa de psicosis que duraban más de veinticuatro horas eran aproximadamente del 0.1 %; y los intentos de suicidio, del 0.1 % o menos, es decir, cinco intentos en 25,000 sesiones. Ambas tasas son comparables o menores que las que vemos en la población general.

Por otro lado, las "bajas del LSD" sobre las que los medios y los políticos dieron la voz de alarma—brotes psicóticos, suicidios y conducta violenta— ocurrían en individuos que tomaban cantidades desconocidas de drogas desconocidas en entornos no supervisados, en combinación con alcohol y otras sustancias. A menudo, también portaban una predisposición a las reacciones negativas, teniendo un historial familiar de afecciones mentales.

¿Efectos adversos o experiencias desafiantes?

Como médico, estoy familiarizado y utilizo sin problema términos como "efectos adversos" o "reacción adversa". Un sarpullido inducido por la penicilina es una reacción adversa a la droga. Igualmente, una perturbación fatal en el ritmo cardíaco resultante del uso de un broncodilatador es también una reacción adversa. Estos son términos genéricos que abarcan un amplio espectro de fenómenos. Los efectos adversos son consecuencias negativas no intencionadas de la exposición a una droga o medicamento.

Sin embargo, al igual que términos tales como "enteógeno" glorifican los beneficios potenciales de las drogas psicodélicas, rebautizar "efectos adversos" a "experiencias desafiantes" minimiza sus riesgos. Ambos casos son ejemplos de lo que sucede al crear nuevos términos para estas drogas y sus efectos, ya sean positivos o negativos. Su propósito es promover ciertas creencias sobre los psicodélicos en lugar de proveer información sobre qué son y qué hacen. Aunque este enfoque en los efectos positivos y negativos es parte integrante de la subcultura psicodélica, ha ganado legitimidad a través de las publicaciones de los investigadores de los psicodélicos; por ejemplo, cuando desarrollan y promueven un "cuestionario sobre la experiencia desafiante" para caracterizar los efectos adversos de la droga.

¿Es la ansiedad de corta duración al principio de la sesión psicodélica una experiencia desafiante? ¿Y el sarpullido por la penicilina? Médica y psiquiátricamente estos son efectos adversos suaves y de corta duración. Una psicosis crónica sin remisión que requiera hospitalización de larga duración y una medicación antipsicótica poderosa, ¿es una experiencia desafiante? Del mismo modo, una arritmia fatal proveniente de un broncodilatador difícilmente es "desafiante". Médica y psiquiátricamente se trata de reacciones adversas severas con resultados catastróficos.

El término "experiencias desafiantes" puede proporcionar comodidad a aquellos que están tratando con efectos adversos suaves y minimizar una preocupación excesiva sobre sus consecuencias. Sin embargo, el término hace un mal servicio al proporcionar un falso confort a aquellos que sufren reacciones dramáticamente más adversas, haciendo menos probable que se preocupen por obtener los cuidados necesarios. "Después de todo, es solo una experiencia desafiante".

"De corta duración", "de duración media", "de larga duración", "suave", "moderado" o "severo" son términos que utilizamos en psiquiatría o medicina para describir los efectos negativos de cualquier droga. Veo pocas razones para dejar de utilizarlos en servicio de la "jerga psicodélica moderna". Por el contrario, el término "experiencias desafiantes" puede contribuir a una reacción adversa contra los psicodélicos. Periodistas astutos podrían argumentar que los investigadores se han convertido en defensores en lugar de científicos neutrales al utilizar expresiones como estas para minimizar la existencia de reacciones psicológicas adversas serias.

Para los compuestos clásicos y no clásicos podemos proponer un continuo de reacciones adversas. Estas podrían incluir la ansiedad breve, el recelo o la confusión en el contexto de una experiencia aguda con drogas. Estos síntomas pueden continuar y/o desarrollarse después de que los efectos de la droga se hayan disipado. Lo más común son las reacciones de ansiedad o pánico, que se resuelven por sí solas a lo largo de un día. Perturbaciones de mayor duración —uno o dos días— como la depresión, ansiedad, paranoia o confusión también se resuelven por sí mismas o con un apoyo modesto. Cualquier molestia que persista más allá de un día o dos debería ser motivo de preocupación.

Psicodélicos y enfermedad mental

En la mayoría de los casos los psicodélicos desencadenan enfermedades mentales en una persona con predisposición ya sea por episodios previos, digamos, de trastorno bipolar, ataques de pánico o esquizofrenia, y/o debido a una historia familiar de tales condiciones. Las drogas psicodélicas actúan en este caso como cualquier otro evento traumático que pudiese desencadenar un episodio agudo de un trastorno psicológico. Otros ejemplos de potenciales desencadenantes traumáticos de enfermedades mentales incluyen el matrimonio o el divorcio, entrar a la universidad o al ejército, o la muerte de un familiar. Una vez que tales enfermedades ocurren, generalmente lo adecuado es un tratamiento normal establecido para el trastorno diagnosticado, independientemente de qué lo haya provocado. Por ejemplo, uno trataría un episodio maníaco proveniente de un psicodélico del mismo modo que si no hubiese mediado psicodélico alguno en el hecho. Al mismo tiempo, es importante que la persona deje de usar psicodélicos para así prevenir una nueva incidencia.

Son particularmente problemáticas las situaciones en que la persona haya tomado enormes cantidades de drogas psicodélicas por períodos prolongados. Puede sufrir alucinaciones extraordinariamente persistentes y, especialmente, delirios. Con frecuencia, no es consciente de la naturaleza anormal de sus creencias y experiencias y, por ello, se resiste a recibir tratamiento. Como resultado, no se abstendrá de seguir utilizando psicodélicos, lo que solo prolongará y/o empeorará su condición. Nos dimos cuenta de estos casos en los primeros años de expansión del uso de psicodélicos, y continúan saliendo a la luz hoy en día.

Durante los últimos veinte años he recibido alrededor de media docena de correos electrónicos de amigos o familiares preocupados pidiendo ayuda para algún conocido que ha consumido psicodélicos de manera exagerada y que ahora se encuentra en prisión o en un hospital psiquiátrico. Este síndrome puede estar ocurriendo ahora en una menor proporción debido al conocimiento acumulado en los últimos cincuenta años en la prevención de efectos adversos graves, utilizando dosis menores y obteniendo ayuda más rápidamente cuando surge el problema. Sin embargo, con la creciente popularidad de los psicodélicos y su más fácil acceso, resultado de los movimientos de descriminalización y legalización, puede que nos encontremos con más de estos trágicos casos.

Flashbacks, trastorno perceptual postalucinógeno y reactivaciones

El término original "*flashback*" apareció en los años sesenta para describir la recurrencia de ciertos aspectos de la experiencia psicodélica luego de haber pasado sus efectos agudos. Es conveniente dividir estos *flashbacks* en "perceptuales", "físicos" y "emocionales", categorías que pueden alternarse y/o traslaparse unas con otras. El término psiquiátrico moderno para estas experiencias es "trastorno perceptual postalucinógeno"; pero este término no es especialmente útil, porque los efectos perceptivos son solo un aspecto de un síndrome más amplio. Un término aún más moderno es "reactivación". Aunque no es tan problemático como el rebautizar los efectos de las drogas psicodélicas como "enteógenos" o "desafiantes", no creo que aporte nada a la discusión. Y en la medida en la que el término "*flashback*" lleva la atención a los trastornos de estrés postraumático—una condición que puede ser útil para explicar cómo ocurren estos síntomas y cómo tratarlos—, este término sigue siendo el nombre más adecuado.

Los *flashbacks* no son algo raro. Los datos de las investigaciones pioneras indicaban que ocurrían en un 77 % de aquellos que habían tenido, al menos, una experiencia con una droga psicodélica. Pueden incluso ser más frecuentes en aquellos que han tomado más psicodélicos, en mayores dosis y durante períodos más largos; pero no es un hallazgo consistente. Los *flashbacks* también pueden ocurrir más a menudo luego de experiencias especialmente traumáticas con estas drogas.

Los *flashbacks* suelen ser suaves y limitados en el tiempo, especialmente si uno evita los psicodélicos y otras drogas alterantes de la mente luego de que surjan. Alguna gente disfruta del "viaje gratis" que representa el *flashback*. Sin embargo, pueden ser particularmente problemáticos para una pequeña minoría, interfiriendo con sus actividades normales. En estos casos, no hay tratamientos efectivos fiables, e incluso la abstinencia prolongada puede tener un efecto insignificante.

Las causas de los *flashbacks* no están claras. No son resultado de la persistencia de la droga en el cuerpo y tampoco parecen tener asociación con ningún trastorno psiquiátrico personal y/o familiar que predisponga a la persona a su ocurrencia. No hay evidencia convincente de que se deba a un daño cerebral. Hay una teoría que deriva de la literatura del trastorno de estrés postraumático. Los sentimientos—por ejemplo, el miedo— que fueron prominentes durante el estado psicodélico/traumático desencadenarán otros elementos de esa experiencia. Igualmente, encontrarse uno en una situación similar a la que se produjo durante la experiencia psicodélica/traumática—por ejemplo, un embotellamiento de tráfico— provocará una recurrencia de otros aspectos de lo que pasó durante el evento original.

EFECTOS ADVERSOS DEL ENTORNO

Aunque he discurrido sobre los efectos adversos de las drogas en sí, es también importante considerar los efectos adversos del entorno en el que se toman los psicodélicos. Y podemos dividir estos efectos en dos categorías. Una son los practicantes inescrupulosos, aquellos que administran psicodélicos más para su propio beneficio que para el de aquellos a quienes se los administran. Otra es el modelo dentro del cual se toma un psicodélico. Sin embargo, estas categorías no se distinguen de manera clara y precisa, y ambas pueden traslaparse. Este tema es tan importante que vuelvo a él en el Capítulo 11: "Cómo viajar".

Practicantes inescrupulosos

Ya sea en un entorno de grupo o individual, algunos de los que administran drogas psicodélicas a otros no tienen en cuenta el interés superior de los usuarios a su cargo. Pueden manipular, maltratar o, de algún otro modo, aprovecharse de alguien que se encuentra en un estado vulnerable y suges-tionable inducido por los psicodélicos. Para que ocurra cualquier curación, terapia, crecimiento o cualquier otro cambio significativo durante una sesión supervisada, la confianza es la sólida base esencial de la relación entre quien administra y quien toma el psicodélico.

Hay muchas maneras en las que los practicantes sin escrúpulos pueden aprovecharse de aquellos que han depositado su confianza en ellos: sexual, física, emocional, espiritual o financieramente. Incluso en entornos de grupo en que no haya un líder o guía definido, he sido testigo de episodios de comportamiento abusivo, sadismo psicológico e insultos raciales, religiosos, de género y étnicos. Los efectos colaterales de cualquier experiencia de este tipo pueden ser profundamente inquietantes y difíciles de sacar a la luz, del mismo modo que es difícil reportar y lidiar con las consecuencias de una violación. Un factor que hace tan difícil sonar la alarma es el carisma de los perpetradores, su estatus en la comunidad psicodélica—sea esta espiritual, académica o terapéutica— así como las técnicas de manipulación y proyección de la culpa hacia el otro que a menudo invocan como su primera línea de defensa: "No es nada, estás exagerando", "Te lo estás imaginando", "Debe ser un problema que tú tienes", "Ellas me sedujeron", "Solo lo hacía por su bien" y así sucesivamente. Actualmente estamos asistiendo a una bienvenida franqueza en la discusión de este fenómeno.

Efectos adversos del modelo[16]

Antes de que conociéramos el papel crucial de la actitud y el entorno en la determinación de los efectos de la droga psicodélica, algunos equipos de investigación abordaron su uso como simples agentes "quimioterapéuticos" farmacológicos, como podría ser un antibiótico. Por ejemplo, un voluntario normal o incluso alguien en un proyecto de psicoterapia podrían encontrarse en una sala de aislamiento acolchada, atado a una camilla y con deslumbrantes luces sobre ellos. Una enfermera vestida de blanco se asomaba por una ventanilla a la habitación en que se encontraba el desventurado individuo intoxicado por LSD, le gritaba algunas preguntas a través

---

16. Nota del traductor: Por "modelo", el autor se refiere a las condiciones específicas en las que se realiza la sesión, lo que implica las creencias de los propios terapeutas, los objetivos perseguidos y el modo en que la droga será administrada.

de la puerta, garabateaba algunas notas en el portapapeles y desaparecía por otras dos horas. Como se podrá imaginar, estos estudios no salieron bien.

Ahora estamos viendo que se produce casi la situación contraria en cuanto a los efectos adversos del entorno. Es decir, las expectativas del equipo de investigación y sus creencias sobre los psicodélicos—en este caso, los efectos "enteogénicos" por encima de los "quimioterapéuticos"— colisionan con los efectos "psicodélicos". Con esto me refiero al conflicto que surge cuando la experiencia de alguien bajo la influencia de un psicodélico no se ajusta a las suposiciones del modelo y las correspondientes creencias de los adeptos a este modelo. Hay una línea delgada entre la orientación, la dirección, la coacción y la coerción.

En un estudio reciente de psicoterapia asistida por psilocibina para enfermos terminales en la Universidad Johns Hopkins, un paciente se suicidó después de recibir una minúscula dosis no psicoactiva de psilocibina en la parte "placebo" del proyecto. Tanto la universidad como la FDA (Administración de Alimentos y Medicamentos) concluyeron que no fue un "efecto adverso de la psilocibina". Sin embargo, creo que este podría ser un buen ejemplo de cómo el modelo puede tener un efecto negativo.

El grupo de Baltimore utiliza el modelo de la experiencia mística creyendo que la forma en que los psicodélicos curan es alcanzando un objetivo psicológico específico cuantificado en un cuestionario. La preparación de los sujetos enfatiza los beneficios del estado místico, suministrando consejo sobre cómo alcanzarlo durante la sesión con la droga; y los terapeutas guían los efectos agudos de la droga de este modo para optimizar su aparición. La selección de la música dirige la experiencia hacia este objetivo también, y la integración se produce a través del lente del sistema de creencias de la experiencia mística.

Imaginen, entonces, la decepción y desmoralización de un paciente moribundo que reciba una dosis no psicoactiva de la droga esperando una sanación espiritual y psicológica por una experiencia mística. Esto es lo que probablemente habría llevado a esta persona a suicidarse once días después de su sesión. Quizás si se hubiese enfatizado menos (o nada) en tener una experiencia mística, el resultado habría sido diferente. En lugar de eso él y su terapeuta simplemente habrían trabajado con cualquier material que surgiera, en vez de lidiar con la decepción mutua de que no se había producido la tan deseada "avanzada"[17]. Una "autopsia psicológica" multidisciplinar habría sido altamente informativa y podría ayudar a prevenir futuras tragedias similares.

Otro potencial efecto adverso del modelo es cuando alguien tiene un viaje en un contexto que le es sumamente ajeno. Esto puede suceder cuando viaja a un centro de retiro para ayahuasca en Latinoamérica que base su trabajo en los modelos, creencias y prácticas chamánicos indígenas que no tienen nada que ver con el lugar de donde uno viene ni a donde tiene que volver. Aunque este modelo puede tener sentido en ese momento, en la profundidad de la jungla, la integración de estas experiencias al volver a su entorno normal en una Norteamérica o Europa urbanizada puede resultar extraordinariamente difícil.

Además, un practicante inescrupuloso en un entorno confuso podría aprovecharse de un individuo doblemente desorientado bajo los efectos de un psicodélico. Los casos más comunes que escuchamos a este respecto ocurren cuando un chamán en la jungla abusa sexualmente de alguien en el curso de su participación en un retiro de ayahuasca. Las razones dadas pueden variar, pero incluyen cosas como: "En mi cultura los chamanes como yo nos volvemos grandes sanadores cuando practicamos sexo con nuestros clientes". O "el espíritu de la ayahuasca me dijo que, para tu curación, tienes que darme 25,000 dólares para mi centro de retiro".

---

17. Nota del traductor: Por primera vez el autor utiliza el término "*breakthrough*", muy socorrido en el ámbito psicodélico, para referirse al momento en el que el sujeto logra "romper a través de una membrana", lo que le permite acceder a esa otra realidad deseada.

Como mencioné al comienzo de este capítulo, me he dedicado a subrayar los potenciales efectos adversos de los psicodélicos más que sus beneficios potenciales. No hay escasez de información respecto a lo útiles que son los psicodélicos, pero resulta menos obvio cómo aprender sobre sus riesgos potenciales. Siempre que uno decida hacer un viaje psicodélico—por placer, con propósitos espirituales, para visualizar qué hay en el cerebro, o por psicoterapia— el consentimiento informado es esencial. Se debe saber todo lo que se pueda acerca de aquello a lo que uno se está apuntando. Espero que esta exploración del lado menos glamuroso de los psicodélicos le ayude a valorar lo que implica una decisión verdaderamente informada.

PARTE II

¿CÓMO FUNCIONAN LOS PSICODÉLICOS?

CAPÍTULO 4

CÓMO FUNCIONAN LOS PSICODÉLICOS: EL CEREBRO

Cuando consideramos cómo producen sus efectos las drogas psicodélicas me gusta utilizar el término "complejo mente-cerebro". Por un lado, experimentamos los efectos de la droga en nuestras mentes: visiones, voces, emociones extremas y viajes fuera del cuerpo. Estas son experiencias subjetivas. Por otro lado, los psicodélicos son drogas que generan una gran cantidad de respuestas biológicas, especialmente, pero no solo, en el cerebro. De algún modo misterioso ocurre un proceso de traducción entre estos efectos biológicos y la experiencia subjetiva. La relación entre el cerebro y nuestra mente es innegable pero inexplicable.

Los psicodélicos afectan nuestro cerebro y nuestra experiencia consciente, así como nuestra experiencia afecta al cerebro. Lo que pensamos y sentimos activa algunas funciones cerebrales e inhibe otras. Esto sucede especialmente en el caso de los psicodélicos. Por ejemplo, si reaccionamos con miedo cuando perdemos la consciencia de nuestro cuerpo, ese miedo modifica la función cerebral de manera diferente que si respondemos a esa misma disociación corporal con gozo. Los efectos profundos de los psicodélicos sobre nuestro cerebro y nuestra mente, así como la naturaleza de su interdependencia, nos proveen de poderosas herramientas para estudiar la propia consciencia.

Nuestra comprensión actual del complejo mente-cerebro señala la importancia de tener una mentalidad abierta a la hora de discutir cómo funcionan los psicodélicos. Sabemos lo que hacen biológica y psicológicamente, pero no comprendemos cómo estos cambios biológicos se traducen en efectos tan extraordinariamente subjetivos.

Esta incertidumbre afecta a todo el campo de investigación de la consciencia, una incertidumbre que los científicos llaman "laguna explicativa". Esta laguna reside entre los efectos físicos en el cerebro—químicos, eléctricos y magnéticos— y la experiencia subjetiva. Filósofos y neurocientíficos por igual, no pueden asegurar que alguna vez podamos salvar esta brecha.

Sabemos eso sí, por ejemplo, que el LSD se adhiere a los receptores de neuronas específicas del cerebro y esto desencadena una serie de efectos en cascada en otras neuronas, nodos neurológicos y conexiones entre estos centros. Sin embargo, no sabemos cómo—o por qué— estos efectos dan como resultado la experiencia subjetiva de un "viaje".

CÓMO ENTRAN LOS PSICODÉLICOS AL CEREBRO

Las sustancias psicoactivas deben, primero, abrirse camino hasta el interior del cerebro antes de poder ejercer ningún efecto. Casi siempre esta entrada al cerebro se realiza a través de la sangre. Las excepciones son las inyecciones de drogas en el líquido cefalorraquídeo—un líquido amortiguador y rico en nutrientes que baña el cerebro y la médula espinal— vía punción lumbar[18] o directamente al propio cerebro. ¡No recomiendo ninguna de las dos!

---

18. Este es un procedimiento médico en el cual se inserta una aguja entre dos vértebras en la parte baja de la espalda perforando el canal medular. Después de obtener acceso al líquido cefalorraquídeo, se pueden tomar unas pocas gotas para su análisis químico y/o inyectar drogas o medicamentos directamente en el canal medular.

Entonces, ¿cómo iniciar este proceso de introducción de una droga o fármaco en el torrente sanguíneo? Es decir, ¿cuáles son las diferentes "vías de administración"?

Estas incluyen la vía oral (ingiriéndolo), la sublingual (a través de los vasos sanguíneos bajo la lengua), bucal (empacándolo en las mejillas por dentro), rectal (como un supositorio o un enema), transdérmica (aplicándolo directamente sobre la piel), subcutánea (inyectándolo bajo la piel), por insuflación (aspirándolo por las fosas nasales), fumada (vaporizándolo y luego inhalándolo), intramuscular (inyectándolo en un músculo) e intra-venosa (inyectándolo en una vena). Varias drogas se activan por más de una vía. Por ejemplo, se puede tomar ketamina oral o sublingualmente; o aspi-rándola, fumándola, introduciéndola de manera rectal o inyectándola. La mayoría de los compuestos, sin embargo, tienen un método preferido de administración; por ejemplo, la ruta oral para el LSD o el método fumado para la 5-MeO-DMT.

La administración oral es el modo más lento de que las drogas entren en el sistema, y proporciona los comienzos y finales más suaves, así como la mayor duración. Esta es la vía preferida para la mayoría de los compuestos de este manual. El inicio suele tardar de quince a sesenta minutos y la absorción es generalmente mejor con el estómago vacío. La mayoría de los psicodélicos activos oralmente ejercen sus efectos por un periodo de dos a doce horas; y a veces, como la ibogaína, incluso por más tiempo.

Las vías sublingual, rectal y bucal son más rápidas que la oral. Sus efectos comienzan en pocos minutos. Son un método útil para tomar sustancias que, de otro modo, serían eliminadas por el ácido del estómago o las enzimas hepáticas antes de llegar al torrente sanguíneo, tornándolas inefectivas. El uso rectal, además, elimina las náuseas y vómitos que pueden ocurrir con sustancias que tienen un sabor desagradable, como la infusión de mez-calina del cacto San Pedro. La absorción de las pastillas de ketamina es bucal y sublingual, y se utiliza en el tratamiento de la depresión o los dolores en un entorno médico.

La vía bucal es rara como método principal de administración. Esto ocurre con la salvinorina A cuando se utilizan hojas frescas de *Salvia divinorum* enrolladas en forma de cuadrado y empaquetadas dentro de una mejilla. Mientras que tragar el jugo de la *Salvia* no es efectivo, la absorción a través de las membranas mucosas de las mejillas sí que lo es.

Las inyecciones subcutánea e intramuscular son aún más rápidas, los efectos comienzan en un par de minutos. No obstante, hay una gran variabilidad en la efectividad de estos métodos, dependiendo del flujo sanguíneo y los niveles de grasa del tejido inyectado. También requiere de la técnica de inyección apropiada, que la droga sea pura y el equipo estéril. Recreativamente, es más fácil aspirar o fumar una droga que inyectársela. Sin embargo, algunos usuarios de la ketamina prefieren el método intramuscular porque su duración de una hora es atractiva. La vía intramuscular para la ketamina es también común en entornos médicos para los tratamientos contra la depresión.

El método de la aspiración es también bastante rápido y los efectos comienzan normalmente en pocos minutos. Los usuarios recreacionales de ketamina aspiran la droga para tener un subidón rápido y breve. Además, un aerosol de ketamina patentado, el Spravato, se está haciendo cada vez más popular para el tratamiento de pacientes externos con depresión. Mientras que la mayoría de la gente fuma triptaminas como la DMT y la 5-MeO-DMT, algunos aspiran sales de estos compuestos solubles en agua.

Vaporizar una droga e inhalar su vapor—lo que solemos llamar "fumar"— y la administración intravenosa son los modos más rápidos de conseguir que una droga llegue a nuestro torrente sanguíneo. Fumar es la vía de administración favorita para las triptaminas de corta actuación y para la salvinorina A. Los efectos comienzan a los pocos latidos del corazón. Fumar, por su parte, tiene sus inconvenientes. Toser o una técnica deficiente al fumar pueden limitar la cantidad de droga que nos llega a los pulmones. Puede ocurrir que la droga se descomponga debido al calor y, además, los efectos sobre los pulmones al fumar pueden ser perjudiciales. La rapidez del comienzo de los efectos de las drogas fumadas puede, además, producir desorientación e interrumpir la inhalación de una dosis efectiva.

La vía más segura y eficiente para la administración es la inyección intravenosa. Así es como administrábamos la DMT en nuestras investigaciones en Nuevo México. Los efectos comienzan en un par de latidos del corazón y alcanzan su pico en dos a cinco minutos. Quienes tienen experiencia en fumar DMT describen la vía intravenosa como medio paso más rápido. Además de los requerimientos técnicos para la inyección intravenosa, es necesario que la droga se encuentre en su forma más pura y limpia.

Una vez que la droga se abre camino hasta la sangre, aún tiene que entrar en el cerebro. El cerebro es altamente selectivo sobre qué deja o no entrar a sus confines, regulando estrictamente la entrada a través de la "barrera hematoencefálica". Esta consiste en una serie de células estrechamente ceñidas entre sí que recubren los vasos sanguíneos que abastecen al cerebro. Sus funciones son las de mantener alejados los compuestos hidrosolubles—una propiedad de la capa de lípidos o grasa que rodea estos vasos sanguíneos— evitando que estos se filtren.

Para que una droga—o cualquier otra sustancia— atraviese la barrera hematoencefálica hay dos mecanismos primarios. Uno es que las sustancias lípido-solubles, como el alcohol y los anestésicos generales, entran por el fenómeno de la difusión molecular, abriéndose camino desde áreas de mayor concentración a otras de menor concentración. El otro mecanismo—para compuestos solubles en agua— es el transporte activo, en el que el cerebro gasta energía para atraer esa sustancia a través de la barrera hematoencefálica. El transporte activo ocurre cuando el cerebro requiere esa sustancia, como sucede con la glucosa como combustible. Interesantemente, la DMT es un compuesto que el cerebro transporta de manera activa hacia sus propios confines, sugiriendo que el cerebro lo necesita para su normal funcionamiento.

PSICODÉLICOS Y NEUROCIENCIA

Una vez que la sustancia psicodélica entra en el cerebro, ¿cómo causa esos cambios mentales únicos que tanta gente procura? Las visiones, voces, éxtasis y revelaciones requieren cambios en el funcionamiento del complejo mente-cerebro.

Yo abordo los estudios biológicos, farmacológicos y de imágenes cerebrales que los científicos utilizan para comprender los efectos de los psicodélicos con dos importantes consideraciones en mente. Una de ellas es la reacción que tenían los lectores a la "ciencia dura" que utilizo en mi libro sobre DMT de 2001, cuando sabíamos relativamente poco acerca de los efectos de los psicodélicos en las funciones cerebrales. Incluso con la limitada cantidad de información que teníamos entonces, los lectores quedaban en ascuas cuando les hablaba de neurotransmisores, receptores y psicofarmacología. Dichos lectores se saltaban este material—lo que yo les aconsejaba— o simplemente dejaban de leer el libro. Con esto último como aviso, si la información que sigue le parece no tener sentido y/o es demasiado técnica para usted, por favor sáltesela y prosiga a los siguientes capítulos.

La otra consideración es una evaluación realista del poder que la "ciencia del cerebro" tiene para explicarnos por qué los efectos de una droga psicodélica son tan convincentes y cómo utilizarlos para el bien superior. En otras palabras, ¿y qué si la psilocibina reduce la actividad de la "red neuronal por defecto" o "red en modo predeterminado" del cerebro? ¿O el hecho de que haya una relación entre la "disolución del ego" inducida por psicodélicos y ciertos cambios en la función cerebral? Como vemos, estos datos objetivos no hacen más que confirmar lo que los cuidadosos análisis subjetivos ya revelan sobre los efectos de los psicodélicos. El tema más importante, al menos para mí, es cómo utilizamos las experiencias con psicodélicos para nuestro beneficio y el de los demás. Al mismo tiempo, no quiero faltar el respeto a la investigación innovadora que está teniendo lugar ahora. Más bien, quiero mantener los factores más asombrantes en perspectiva.

Dicho esto, hay consecuencias prácticas de los estudios con alta tecnología actualmente en curso. Estos nos ayudarán a desarrollar nuevos psicodélicos que apunten a aquellas áreas específicas del cerebro que intercedan en funciones mentales particulares. Por ejemplo, si deseamos desarrollar un psicodélico más visual o emocional, las drogas que activen las partes visual y emocional del cerebro serán las mejores candidatas para tales compuestos.

Además, en la medida en que los efectos subjetivos de los psicodélicos se traslapan con otros que ocurren en estados alterados sin drogas—como los sueños o la esquizofrenia—, obtendremos información sobre cómo se producen estos estados. En el caso de las enfermedades psiquiátricas estos datos pueden llevar a nuevos tratamientos. Así pues, cuando veamos que los cambios en la función cerebral resultantes de los psicodélicos se traslapan con los cambios que vemos en las psicosis, los medicamentos que revierten esos cambios inducidos por psicodélicos pueden resultar útiles para tratar las psicosis. Finalmente, podríamos aprender cómo modificar la actividad del cerebro sin drogas, por ejemplo, utilizando energía eléctrica, ultrasónica o magnética para inducir efectos "psicodélicos" en el cerebro.

FARMACOLOGÍA

La farmacología es el estudio de los efectos de las drogas—o fármacos— en los sistemas biológicos. Cuando hablamos de fármacos que afectan al cerebro, hablamos de neurofarmacología. Cuando se trata de cómo las drogas afectan al comportamiento del cerebro y su experiencia subjetiva, tenemos entonces la neuropsicofarmacología. En el caso de humanos, psicofarmacología es el término más común.

Permítanme introducir algunos conceptos fundamentales.

Las neuronas son células nerviosas, y las que nos interesan están en el cerebro. Existen otras células nerviosas en la médula espinal y a lo largo del cuerpo: en los intestinos, la piel, los músculos y las glándulas endocrinas. Hay aproximadamente cien mil millones de neuronas en el cerebro humano, el mismo número de estrellas que en la Vía Láctea. Las neuronas se comunican unas con otras utilizando neurotransmisores. Estos son sustancias químicas que atraviesan la sinapsis, un minúsculo espacio entre las neuronas. Una sinapsis típica mide entre 20 y 40 nanómetros, algo mucho menor que cualquier cosa que podamos ver con el ojo humano sin ayuda. A modo de comparación, el ancho de un cabello humano es de 100,000 nanómetros. Hay aproximadamente de dos a tres billones de sinapsis en el cerebro humano.

Cuando dos neuronas se comunican especificamos que una es presináptica y la otra postsináptica. La neurona presináptica libera el neurotransmisor en la sinapsis. El neurotransmisor atraviesa la sinapsis y se adhiere a la neurona postsináptica. Conocemos varias docenas de neurotransmisores; pero, para nuestros propósitos, hay un puñado que nos concierne: norepinefrina (o noradrenalina), dopamina, serotonina, GABA (ácido gamma aminobutírico), glutamato y endorfinas, sustancias similares a los opiáceos que produce el cerebro.

Luego de que la neurona presináptica libera su neurotransmisor en la sinapsis, ese neurotransmisor se enlaza a los receptores de la neurona postsináptica como una llave en una cerradura. Hay múltiples subtipos de receptores para cada neurotransmisor; por ejemplo, la serotonina (5-HT) tipo 2 y la dopamina (DA) tipo 1. Muchos de estos subtipos poseen sus propios subtipos; por ejemplo, 5-HT2A. Todo neurotransmisor producido en el cerebro tiene receptores específicos a los que se enlaza.

Un neurotransmisor tanto estimula la neurona postsináptica como la inhibe o, de algún otro modo, modifica su función, por ejemplo, su respuesta a otros neurotransmisores. Una neurona postsináptica estimulada se vuelve ahora presináptica y libera su propio neurotransmisor a las neuronas cercanas. Imaginen, entonces, la vasta red de actividad neurotransmisora que recorre nuestro cerebro en cualquier momento dado.

Una vez que un neurotransmisor hace su trabajo hay tres maneras en que sus efectos terminan. Una es que la neurona presináptica reabsorba ese neurotransmisor aspirándolo de vuelta, lo que llamamos recaptación. Así, los antidepresivos ISRS como el Prozac son "inhibidores selectivos de recaptación de serotonina". Estos interfieren en la recaptación de serotonina de la sinapsis de vuelta a la neurona presináptica que originalmente la liberó. Al reducir esta recaptación de serotonina, el ISRS permite que más cantidad de estos neurotransmisores permanezcan en la sinapsis, prolongando así sus efectos en la neurona postsináptica.

Otro modo de despejar las sinapsis de neurotransmisores sucede cuando el metabolismo, utilizando enzimas, los descompone convirtiéndolos en subproductos inactivos. Así es como el cuerpo descompone cualquier sustancia—benéfica o dañina—; por ejemplo, las drogas son descompuestas por las enzimas hepáticas; las proteínas, por las enzimas intestinales; o los contaminantes aéreos, por las enzimas de los pulmones. Una enzima, la monoaminooxidasa tipo A (MAO-A), descompone la DMT extremadamente rápido en el intestino cuando es ingerida, motivo por el cuál la DMT es inactiva si se consume oralmente. En combinación con un inhibidor de la MAO, como es el caso de la ayahuasca, la DMT consumida oralmente permanece suficiente tiempo en los intestinos como para poder abrirse paso hasta el torrente sanguíneo y, de ahí, al cerebro. Por último, los neurotransmisores pueden simplemente ser expulsados de la sinapsis en un proceso que llamamos difusión.

Los neurotransmisores regulan elementos de la consciencia. Solemos aprender cuáles son esas funciones observando los efectos de los fármacos que modifican la actividad de ese neurotransmisor. En el caso de los ISRS hemos aprendido que la serotonina juega un papel en el estado de ánimo, la ansiedad y la impulsividad; todos ellos síntomas para los que los ISRS son de ayuda. De manera similar sabemos, por los efectos modificadores de la dopamina que tienen los estimulantes como la anfetamina y la cocaína, que este neurotransmisor—la dopamina— regula la recompensa, el placer y la energía, así como ciertos aspectos del movimiento.

NEUROENDOCRINOLOGÍA

A lo largo de varias décadas la investigación psiquiátrica se aproximó al complejo mente-cerebro observando las respuestas hormonales a los fármacos. Este campo—cómo las drogas afectan a las hormonas— es la neuroendocrinología. Así, cuando tratamos con drogas que alteran la mente, estamos en el campo de la psiconeuroendocrinología. Aquí, un ejemplo de cómo funciona este modelo: si la anfetamina eleva los niveles de la hormona adrenalina, podemos sugerir un papel para la adrenalina en los efectos de las anfetaminas en la elevación de la energía y el estado de ánimo.

Este fue el enfoque que adopté al desarrollar mi proyecto con la DMT, midiendo múltiples respuestas hormonales a la droga. Los resultados apoyarían, o bien refutarían, la importancia de las hormonas específicas en la mediación del efecto de la DMT. Y si la DMT incrementara una hormona, pero no otra, podríamos trabajar hacia atrás, proponiendo que la DMT activaba algunos receptores de la serotonina, pero otros no.

La mayoría de los psicodélicos tienen potentes efectos neuroendocrinos. Por ejemplo, en nuestros estudios vimos que la DMT elevaba los niveles de cortisol (una hormona del estrés) en la sangre, la ACTH[19] (una hormona pituitaria que estimula la liberación de cortisol), la prolactina (implicada en la función reproductiva y la producción de leche), la hormona del crecimiento y las betaendorfinas. Las betaendorfinas son hormonas similares a los opiáceos y pueden estar implicadas en algunos efectos psicológicos especialmente placenteros de la DMT. Vimos también extraordinarias elevaciones de la vasopresina luego de la administración de DMT. La

---

19. Hormona adrenocorticótropa.

vasopresina es similar a la hormona enlazante prosocial oxitocina, lo que podría explicar los sentimientos de amor que nuestros voluntarios con DMT sentían a veces después de recibir la dosis. En apoyo a esta teoría, recientes estudios han demostrado que la MDMA—una "droga del amor" incluso más prosocial y afectivamente vinculante— estimula la producción de oxitocina. La oxitocina aumenta la confianza de los pacientes en sus terapeutas, cosa que puede contribuir a los sólidos efectos positivos que ocurren al combinar la MDMA con la psicoterapia en el trastorno de estrés postraumático y otras alteraciones.

Aunque los métodos neuroendocrinos para estudiar los psicodélicos son menos populares que el actual interés en la imagenología cerebral, deberíamos guardarlos en nuestra caja de herramientas como un enfoque único para un análisis afinado de los distintos receptores y hormonas involucrados en el efecto psicodélico. Digo esto porque el estudio de las imágenes del cerebro todavía no permite distinguir con claridad entre diferentes psicodélicos—por ejemplo, entre los compuestos clásicos y la MDMA—, mientras que los estudios neuroendocrinos sí.

REDES CEREBRALES Y CONECTIVIDAD

Los avances en las tecnologías de imagenología cerebral han aumentado drásticamente nuestra comprensión sobre qué sucede después de que una droga psicodélica estimula sus receptores pertinentes. Tales métodos permiten modelos más integrados de los efectos de las drogas psicodélicas. El electroencefalograma (EGG) mide la actividad eléctrica en la superficie del cerebro. Las imágenes por resonancia magnética funcional (RMF) muestran qué tan activas están ciertas áreas del cerebro, midiendo su metabolismo. La tomografía de emisión de positrones (PET) nos muestra dónde van las drogas en el cerebro y sus efectos en el metabolismo. La magnetoencefalografía (MEG) mide los campos magnéticos que produce el cerebro. Además, varias tecnologías indican cómo las drogas impulsan al flujo sanguíneo hacia áreas específicas del cerebro, una medida indirecta de la actividad metabólica. En otras palabras, fluye más sangre hacia las áreas metabólicamente activas y menos a las metabólicamente tranquilas. Estas tecnologías nos han enseñado la importancia de las redes y la conectividad cerebrales.

Las redes dentro del cerebro consisten en centros o "ejes" interconectados que, actuando en concierto, regulan niveles complejos de la función mental. Los psicodélicos afectan las relaciones entre estos ejes cerebrales modificando la conectividad dentro y entre sus varias redes.

La red en modo predeterminado (DMN por sus siglas en inglés) parece singularmente importante en relacionar los efectos subjetivos de los psicodélicos con los cambios en la función del cerebro. Sus ejes, ampliamente separados, regulan varios fenómenos de "alto nivel". Entre estos se incluyen el sentido de sí mismo, la orientación en el espacio, la atención, la memoria, la anticipación, la planificación, el significado de las palabras y cómo nos relacionamos con los demás. Estas funciones son significantemente más complejas que otras simplemente mediadoras como, por ejemplo, la visión. Es decir, regulan el significado y el impacto de las percepciones visuales, no simplemente su presencia. Podemos incluso considerar la DMN como la contrapartida del "ego", la función mental que media entre nuestro "yo" y los mundos interno y externo.

Un término que frecuentemente encontramos en las discusiones sobre los efectos de los psicodélicos es la "entropía". La entropía se refiere al grado de desorden, impredecibilidad y aleatoriedad en cualquier sistema y en cualquier momento del tiempo. Los psicodélicos incrementan la entropía de todo el cerebro, y gran parte de los datos relativos a las redes neuronales y la conectividad son reflejo de este efecto.

El incremento en la entropía cerebral y los cambios resultantes en la conectividad funcional pueden traducirse en la experiencia psicodélica al alterar el equilibrio entre la regulación de "arriba abajo" y la de "abajo arriba" de la consciencia. Los psicodélicos clásicos—así como también la ketamina, la

MDMA y la salvinorina A— debilitan todos ellos las conexiones dentro de la DMN y entre esta y las redes y centros neuronales de "menor nivel". Así, hay un cambio desde el control y el flujo de información de "arriba abajo" al de "abajo arriba", así como en los centros específicos que ejercen ahora una mayor influencia entre ellos. En otras palabras, la DMN (el "arriba") deja de ejercer una influencia tan poderosa en las redes de menor nivel (el "abajo"). Estas redes de menor nivel incluyen aquellas que regulan la información sensorial y emocional. Esto permite que la información previamente suprimida o inhibida de la DMN pueda ahora viajar "hacia arriba", hacia el "yo". Este "yo" puede ahora experimentar nuevos—o nuevamente significativos— sentimientos, memorias y percepciones. Subjetivamente, esto correspondería a la capacidad de los psicodélicos de estimular la creatividad y otros procesos que requieren de novedosas asociaciones mentales.

Además, hay datos que apuntan a la correspondencia biológica entre el resplandor posterior de la experiencia psicodélica y la función cerebral. Algunos de los cambios en la conectividad y la entropía duran de días a semanas después de una única exposición a la psilocibina. Esto ha llevado a la noción de un "período crítico" dentro del cual el complejo mente-cerebro es especialmente susceptible a nuevas entradas. La terapia, por tanto, puede ser particularmente efectiva durante los días y semanas siguientes a una sesión con la droga, y no solo durante la intoxicación aguda.

PSICOPLASTÓGENOS

Hay una evidencia cada vez mayor de la importancia de los efectos beneficiosos de los psicodélicos en el cerebro, independientemente de sus beneficios psicológicos. Estos son la neurogénesis y la neuroplasticidad.

La neurogénesis se refiere al crecimiento de nuevas neuronas a partir de células madre. Las células madre son células inmaduras o indefinidas que pueden desarrollarse en diferentes tipos, ya sea hígado, corazón, tiroides, así como neuronas. Ahora sabemos que los psicodélicos estimulan el crecimiento de nuevas neuronas.

La neuroplasticidad se refiere al número y la complejidad de las conexiones neuronales. Todos hemos visto imágenes de neuronas con sus intrincados patrones de ramificación. Cuantas más ramificaciones, más conexiones son posibles con otras neuronas. Como en el caso de la neurogénesis, los psicodélicos también incrementan la neuroplasticidad.

Estos efectos han llevado a un nuevo término: "psicoplastógenos"[20]. Aunque los psicodélicos clásicos producen efectos psicoplastogénicos, sus efectos de alteración de la mente podrían no ser necesarios, al menos en los modelos animales. Esto es porque las dosis no psicodélicas de psicodélicos en animales menores son tan psicoplastogénicas como las dosis psicodélicas. Además, hay compuestos muy relacionados con los psicodélicos que son psicoplastogénicos, pero no psicodélicos; nuevamente, en animales. Dos ejemplos de estos últimos compuestos son las versiones modificadas de DMT e ibogaína. Investigaciones que utilizan el modelo animal de depresión, abuso de drogas y ansiedad han demostrado los efectos positivos de los psicoplastógenos no psicodélicos.

En ambos casos —dosis no psicodélicas y drogas no psicodélicas— una sola exposición inicia los efectos psicoplastogénicos dentro de los primeros sesenta a noventa minutos. Esto se corresponde con la rápida remisión de los síntomas psiquiátricos que se producen con la ketamina, la psilocibina y la ayahuasca. Estos efectos continúan por semanas hasta un mes. Es de interés que los efectos psicoplastogénicos de la psilocibina duran más que los de la ketamina, lo que puede explicar la necesidad de repetir los tratamientos con ketamina para tratar la depresión a intervalos más cortos que con la psilocibina. Los efectos psicoplastogénicos a largo plazo pueden

---

20. Un nombre más apropiado podría ser "neuroplastógenos", el cual indica que los efectos psicológicos no son necesarios para que se produzcan las propiedades beneficiosas de la droga.

subyacer al fenómeno del resplandor posterior y al período crítico para las intervenciones de psicoterapia.

Estos datos son especialmente excitantes. Una razón es que los cerebros de aquellos que sufren depresión o esquizofrenia demuestran tener menos neuronas y menos complejidad en sus interconexiones. Los psicoplastógenos, por tanto, pueden reparar estos déficits. De hecho, tenemos datos que demuestran que la ayahuasca incrementa el grosor de la corteza cerebral en humanos. Estos descubrimientos están estimulando el desarrollo de ensayos con psicodélicos en humanos para tratar enfermedades neurodegenerativas como la ELA[21], la enfermedad de Parkinson y la demencia de Alzheimer.

Estudios en tubos de ensayo muestran que, en presencia de DMT, las neuronas sobreviven más tiempo en condiciones de bajo oxígeno; y en todos los animales, la DMT reduce el tamaño de la apoplejía experimental. La recuperación funcional de la apoplejía ocurre también más rápidamente en los animales cuando la DMT está presente. Estos efectos en el animal entero aparecen en dosis de DMT insuficientes para producir cambios en sus comportamientos. Actualmente tenemos muy pocas opciones para tratar la apoplejía aguda, así como para acelerar su recuperación funcional. Imaginen lo importante que podrían ser tales terapias en lesiones cerebrales traumáticas también, un resultado trágicamente común de los deportes de contacto, los accidentes, los combates y la violencia doméstica.

Si los efectos psicoplastogénicos se pueden separar de los efectos psicodélicos, tales tratamientos serán más ampliamente aceptables. Esto es porque muchos pacientes pueden preferir no someterse a una experiencia que altere su mente para aliviar sus condiciones psiquiátricas y/o neurológicas.

---

21. Esclerosis lateral amiotrófica — "la enfermedad de Lou Gehrig", leyenda del béisbol —, en la cual mueren las neuronas que enervan los músculos, dando como resultado la parálisis y la muerte temprana. Stephen Hawking sufría también de ELA.

EFECTOS INMUNITARIOS Y ANTIINFLAMATORIOS

Apenas estamos empezando a descubrir cómo responde el sistema inmunitario a los psicodélicos. Este es un camino especialmente prometedor para futuras investigaciones porque muchas de las enfermedades de hoy en día provienen de una función inmunitaria e inflamatoria anormal. Entre estas se incluyen enfermedades autoinmunes, alergias, enfermedades cardíacas, demencia, trastornos gastrointestinales y cáncer. Estudios recientes sugieren que los psicodélicos son fármacos antiinflamatorios extraordinariamente poderosos. Como en el caso de los psicoplastógenos no psicodélicos, algunos de estos complejos no se manifiestan como psicodélicos en los animales, o son efectivos en dosis no psicodélicas.

CAPÍTULO 5

CÓMO FUNCIONAN LOS PSICODÉLICOS: LA MENTE

Es dentro de la mente que nos percatamos de los efectos de las drogas psicodélicas. Es este el mundo de la subjetividad, la experiencia interior, del cual solo nosotros somos conscientes. Aunque no se puede medir de la misma manera que la actividad cerebral o las respuestas hormonales, esto es lo que es real para nosotros, y no la conectividad funcional de la red en modo predeterminado ni la activación de los receptores de serotonina.

El capítulo anterior resumía los datos biológicos científicos referentes a los efectos de las drogas psicodélicas. Estos son datos numéricos precisos. Poderosas técnicas matemáticas demuestran su "significancia estadística". Sin embargo, son menos sensibles a lo que nos hacen los psicodélicos que nuestra experiencia subjetiva. Por ejemplo, en nuestro trabajo con la DMT las respuestas de los voluntarios a preguntas en nuestra escala de valoración—esto es, su experiencia subjetiva— demostraron diferencias entre el placebo con sales inactivas y una dosis extremadamente pequeña de la droga. Sin embargo, los efectos biológicos—como los elevados niveles en sangre de betaendorfina— no presentaban tal diferencia. Pero mientras que la experiencia subjetiva es, por tanto, más sensible que los datos biológicos, nuestra capacidad para concordar en la naturaleza de la experiencia subjetiva no está ni de lejos tan desarrollada. Nos falta consenso en cuanto al vocabulario, conceptos y procesos del funcionamiento de la mente como un todo integrado.

Esto no se compara con la ciencia del cerebro, en la que tenemos innumerables teorías sobre la mente: modelos para la mente normal, la mente enferma y los estados alterados de consciencia, poseyendo cada uno de ellos sus propias estructuras y mecanismos. Así, más que con una ciencia física, estamos tratando con una "metafísica", la física, por así decirlo, de la experiencia subjetiva, cosas que solo nosotros conocemos de primera mano, la "física de lo invisible". Esta situación proporciona un suelo fértil para un gran número de teorías de la mente, ya que es difícil verificar una u otra. En este contexto, sugiero no ser engañados por poderosos análisis estadísticos de las escalas de valoración que "prueban" ciertas teorías psicológicas. Estas escalas de valoración intentan capturar elementos de la experiencia subjetiva, pero ¿cómo sabemos si la "tristeza" o la "felicidad" significan lo mismo en personas diferentes? La expresión "si entra basura sale basura"[22] debería ejercer una influencia moderadora sobre cualquier conclusión de este tipo.

Entre las teorías sobre la mente, las tres que he estudiado más cuidadosamente son los modelos psicodinámicos/psicoanalíticos, los modelos budistas y los de la metafísica medieval.

MODELO PSICOANALÍTICO/ PSICODINÁMICO DE FREUD

Por "psicodinámica" entiendo cualquier modelo que enseñe: "el niño es el padre del hombre". Somos del modo que somos por cómo éramos antes. Esto enfatiza la importancia de nuestras interacciones con los demás en nuestras vidas, especialmente durante nuestros primeros años. Esas interacciones se combinan con nuestra constitución psicológica y, así, desarrollamos nuestra personalidad única. Aunque acreditamos a Freud

---

22. Nota del traductor: La expresión original en informática "*garbage in garbage out (GIGO)*" hace referencia a que, si la información que se recoge a través de los formularios de escala de valoración no es buena, tampoco lo podrá ser el resultado de su análisis posterior.

por sistematizar la psicodinámica o por los modelos "psicoanalíticos", muchos han construido sobre sus ideas fundamentales. Son las escuelas de las terapias junguianas[23] cognitivo-conductuales, centradas en el paciente/cliente, motivacionales y transpersonales, entre otras.

Hace más de cien años Freud presentó dos modelos complementarios para la función mental. Uno consistía en el ego, el superego y el ello[24], los cuales trabajan conjuntamente para permitirnos seguir con nuestra vida cotidiana. ¿Trabajamos, seguimos normas sociales y experimentamos toda la gama de emociones? Como Freud bromeó una vez acerca del significado de la vida: si ego, superego y ello trabajan bien juntos, somos capaces "de amar y de trabajar".

El ello contiene los impulsos y los deseos. Si se dejan a sus anchas, las conductas agresivas y sexuales del ello podrían causar estragos. El superego contiene las prohibiciones familiares y culturales que restringen la actividad del ello. Si la vida fuese todo superego, sería extraordinariamente aburrida y deslucida[25]. El ego media entre estas fuerzas competidoras. Es aquello con lo que nos enfrentamos al mundo: la gente y los objetos en él, así como nuestro sentido de nosotros mismos. El ego es el aspecto "atento" de la mente; contiene la consciencia y es el campo donde juegan los intereses competitivos del ello y el superego.

Freud propuso también tres niveles de atención o consciencia. La consciencia contiene las cosas de las que estamos al tanto en cada momento. Por ejemplo, soy consciente de escribir con un bolígrafo. El contenido mental subconsciente está fuera de la consciencia, pero recuperable con

---

23. Nota del traductor: De Carl Jung.

24. Nota del traductor: Originalmente, *"ego, superego and id"*, del modelo freudiano.

25. Un modelo análogo es el de las dos "inclinaciones" en el judaísmo rabínico: las inclinaciones "buena" y "maligna". Con solo un poco de ironía, el dicho dice que sin la inclinación maligna nadie se casaría, tendría hijos, haría dinero o compraría una casa. Esto resalta las propiedades sexuales agresivas y competitivas del ello y cómo son necesarias para muchas de las experiencias de la vida que todos valoramos, así como para la continuación de nuestra especie.

poco esfuerzo, como recordar qué desayuné esta mañana. Es ahí donde encontramos lo que estamos intentando recordar cuando tenemos algo "en la punta de la lengua". El inconsciente, por otro lado, es inaccesible para la consciencia; no importa cuánto lo intentemos.

Sabemos de la existencia del inconsciente de manera indirecta, a través de sus efectos, que son sentimientos, pensamientos y comportamientos inexplicables y pueden no servirnos bien, por mucho que queramos cambiarlos. En el modelo psicodinámico, las pistas sobre el material inconsciente emergen a través de los sueños, los lapsus lingüísticos, el humor y —en psicoterapia— a través de la transferencia. Este último concepto se refiere a la relación del paciente con su terapeuta. Aquí el objetivo es utilizar la relación con el terapeuta para clarificar la naturaleza de las difíciles relaciones del individuo con gente importante de su vida y para trabajar en su resolución.

Estos dos modelos encajan lindamente. Nosotros —nuestro ego— podemos no ser conscientes del conflicto entre el ello y el superego; por ejemplo, entre el deseo de hacer daño a alguien y las fuerzas sociales que nos lo impiden. Si estas fuerzas competidoras permanecen inconscientes, desarrollamos síntomas que representan un intento de resolver el conflicto. Digamos que, si tenemos un deseo inconsciente de hacer daño a nuestro jefe, la solución "neurótica" puede ser tener una migraña cada vez que nuestro jefe quiere vernos, en lugar de sentir la rabia subyacente a nuestro deseo de herirlo. Sin embargo, estos tipos de "soluciones" son insatisfactorias, porque causan angustia e interfieren en nuestras vidas.

Podemos proponer que los psicodélicos modifican las actividades de uno o ambos componentes de estos dos modelos. Pueden hacer más porosa la barrera entre el inconsciente y el consciente, por lo que nos hacemos conscientes de memorias y sentimientos anteriormente inconscientes. Sentir emociones enterradas ahora, en el presente, y resolver los problemas de nuestras circunstancias actuales utilizando herramientas más maduras y menos rígidas ayuda al ego a intentar soluciones innovadoras. Entonces, nos sentimos más liberados de emociones imprecisas, indefinibles y desagradables, así como de comportamientos autodestructivos.

Los psicodélicos, además, pueden estimular la creación de símbolos visuales de conflictos o deseos, tales como imágenes oníricas. Una de nuestras voluntarias con DMT se veía a sí misma viajando a través del espacio hasta el Taj Mahal, y la belleza y opulencia de su arquitectura le removió sentimientos poderosos y extáticos. En su vida diaria, ella vivía con un hombre controlador y austero que fruncía el ceño ante el placer, por lo que una interpretación razonable de su visión era que representaba la realización de deseos que ella normalmente había tenido que mantener al margen de su consciencia.

Además, los psicodélicos pueden magnificar la transferencia: sentimientos, pensamientos y asociaciones respecto al psicoterapeuta psicodélico o cualquiera importante en el "entorno". La magnificación de esta transferencia puede arrojar luz sobre cómo nos relacionamos con otras personas importantes de nuestras vidas.

Alguno o todos estos procesos, si son exitosos, nos hacen más libres para considerar nuevos modos de estar en el mundo y con nosotros mismos. En otras palabras, los psicodélicos amplifican y magnifican los ingredientes de una psicoterapia exitosa[26].

Volviendo a los modelos biológicos sobre los que hablé en el capítulo anterior, hay una correspondencia entre la entropía del cerebro y la conectividad funcional con la psicología de Freud. El ego—el sentido de uno mismo que media nuestras interacciones entre los mundos interior y exterior—corresponde a la red en modo predeterminado. Aumentar la entropía y

---

26. Por otro lado, cómo funciona la psicoterapia es un misterio por derecho propio. Uno de mis supervisores durante mi residencia en psiquiatría era un psicoanalista muy respetado que enseñaba en el Instituto Psicoanalítico de San Francisco. Un día, le pregunté cómo pensaba que funcionaba la psicoterapia. Con absoluta seriedad (o en broma, nunca lo supe realmente), me respondió: "Creo que es como cuando los monos se quitan los piojos de la espalda los unos a los otros".

la conectividad del cerebro entre partes de este que normalmente no están bien conectadas, permite el surgimiento de material subconsciente y, especialmente, inconsciente que ahora la red en modo predeterminado puede incorporar. Esto puede dar como resultado el recuerdo de memorias enterradas, nuevas ideas, resolución de conflictos emocionales y modos de acción más aceptables. La mente se vuelve menos rígida y más flexible.

PSICOLOGÍA DEL BUDISMO ABHIDHARMA

Otro modelo que he estudiado cuidadosamente es la psicología budista o Abhidharma[27]. Aprendí sobre este sistema oriental por primera vez a principios de los años setenta. Después, en 1976, pasé un verano con un grupo de profesionales de la salud mental estudiando con un budista tibetano, quien nos enseñó cómo aplicar las herramientas del Abhidharma a nuestra meditación.

El Abhidharma es un acercamiento fenomenológico a la mente y los estados de consciencia; en particular, los estados alterados de consciencia que producen diversos estados de meditación. Por "fenomenológico" quiero decir aislar los componentes de la experiencia subjetiva sin añadirles ninguna interpretación o explicación adicional. Son "los hechos y solo los hechos". Más que hablar de una "experiencia cercana a la muerte", el enfoque fenomenológico describiría las características de este estado, por ejemplo, una luz blanca, gran paz, volar a través del espacio, la pérdida del sentido del tiempo, etcétera.

El modelo Abhidharma de la mente consiste en cinco funciones independientes e interactivas, que trabajan juntas de manera que nos dan la impresión de vivir una "experiencia en curso". Estas funciones son la

---

27. Hay tres "cestas" que contienen las enseñanzas budistas: los Sutras, discursos que Buda y sus discípulos daban sobre temas variados; el Vinaya, las reglas de la comunidad monástica; y el Abhidharma, la psicología budista.

consciencia del cuerpo, los sentimientos y emociones, los pensamientos y procesos de pensamiento, la percepción, y la voluntad o sentido de sí mismo. Son como las categorías de la función mental que todos los estudiantes de medicina aprenden a evaluar cuando entrevistan a pacientes psiquiátricos durante sus prácticas en psiquiatría.

En el desarrollo de nuestra escala de valoraciones combiné dos enfoques—psiquiatría clínica y psicología budista— e incluí preguntas aprovechando cada una de las categorías de estados mentales del Abhidharma. En el caso de las emociones y sentimientos, por ejemplo, la Escala de Valoración de Alucinógenos (HRS, *Hallucinogen Rating Scale*) preguntaba qué tan "seguro", "temeroso", "pacífico" o "ansioso" se sintió el individuo durante su experiencia. Entonces, contabilizamos estas respuestas para calcular una puntuación de la "emoción".

Las puntuaciones de la HRS proporcionaron un perfil fenomenológico del efecto de una droga[28]. Uno puede decir, por ejemplo, que la DMT es más "perceptual" que la MDMA, la cual, por su parte, puede tender mucho más a lo "emocional".

Podemos utilizar el modelo budista para comprender cómo pueden los psicodélicos beneficiar a aquellos que los toman. El budismo hace hincapié en la comprensión de la naturaleza ilusoria de la experiencia cotidiana. Fundamentalmente no hay un "yo" que experimenta la infelicidad que acompaña a gran parte de nuestra vida diaria. Todos los fenómenos están "vacíos" de existencia esencial. En lugar de eso, la realidad consiste en un surgimiento, existencia y desaparición sin fin de fenómenos. Por tanto, si los psicodélicos pueden ayudarle a uno a alcanzar ese conocimiento, el sufrimiento disminuirá automáticamente, porque esta es una evaluación más sincera de la realidad. La investigación ha mostrado mejoría en resultados en la meditación de aquellos que han tomado psilocibina durante un retiro budista, por lo que hay datos que apoyan esta noción.

---

28. De hecho, puede proporcionar un perfil de cualquier estado alterado de consciencia.

Es importante recordar que las enseñanzas milenarias del budismo proporcionan una plataforma cognitiva verbal para entender, integrar y aplicar estos estados alterados de consciencia. Creo que estos modelos cognitivos son también aplicables a los estados alterados de consciencia que provienen de los psicodélicos. Sin directrices concretas y probadas a lo largo del tiempo, la naturaleza no verbal y normalmente centrada en uno mismo de estas experiencias —meditativas o psicodélicas— se presta a "inventar sobre la marcha". Una sólida base intelectual, moral y ética hace menos probable que uno recubra la experiencia del "vacío" con, por ejemplo, cualquier filosofía insensata que elija.

METAFÍSICA MEDIEVAL

Quiero introducir un modelo que se remonta al científico y filósofo griego Aristóteles, que creo puede ser útil para comprender los efectos psicológicos y espirituales de las drogas psicodélicas. En esto utilizo la versión que los filósofos medievales judíos desarrollaron, especialmente Maimónides, un rabino, filósofo y físico que vivió en Egipto en el siglo XIII. Soy el primero en admitir la naturaleza idiosincrásica de este modelo; pero, por favor, ténganme paciencia y creo que verán por qué lo encuentro atractivo.

Aristóteles divide la mente en dos "facultades" o funciones. Una es la facultad racional o intelecto. La otra es la facultad imaginativa o imaginación.

La facultad racional es la ubicación en la mente de las abstracciones, pensamientos, creencias y conceptos; cosas que no tienen una forma discernible. Esto es, no vemos una idea, sino que la pensamos. La facultad racional es donde experimentamos conceptos, los recordamos y los combinamos de nuevas maneras. Las matemáticas son un buen ejemplo de los contenidos y operaciones de la facultad racional. Para los medievalistas los pensamientos no físicos suministraban un enlace entre nuestras mentes y un Dios no físico. Esta capacidad de racionalizar es lo que distingue a los humanos de las "bestias"; es la manifestación de nuestra naturaleza espiritual.

La facultad imaginativa es la ubicación de todo lo demás. Contiene información "física", tal como las sensaciones, la consciencia corporal y las emociones. Como tal, los filósofos creían que la facultad imaginativa era física, biológica, algo que compartimos con los animales. La "imaginación" en este sistema difiere de la definición común de "imaginario", "irreal", "fantasía" y similares. En lugar de eso, se trata simplemente de la ubicación de todo lo no abstracto que existe en nuestras mentes. Es donde experimentamos contenidos no abstractos, los recordamos, y creamos combinaciones novedosas como las obras de arte.

Los medievalistas propusieron que la facultad imaginativa, de naturaleza biológica, no era especialmente susceptible de ser cambiada. No conocían modo alguno de incrementar la imaginación. Como la ubicaban en el cerebro, esto significaba que el cerebro limitaba la función de la imaginación. Lo mejor que uno podía hacer era no degradar su función a través de un estilo de vida poco sano. La facultad racional, por otro lado, sí que era susceptible de crecer y desarrollarse a través del estudio y de una vida virtuosa. Esa vida virtuosa podría, además, ayudar a la salud del cerebro.

Para Maimónides, la realización de la profecía—la más alta experiencia espiritual posible en la tradición bíblica hebrea— ocurría cuando la "perfección" de la imaginación y el intelecto trabajaban en concierto. Esto era bastante raro debido a la poca frecuencia con que uno encontraba un cerebro "perfeccionado", además de los rigores del estudio y la moralidad necesarios para perfeccionar el intelecto.

En el caso del profeta, la perfección del intelecto y la imaginación daban como resultado una mayor receptividad a la información divina existente en el exterior. No era el caso de "influir a Dios" a que se comunicara con el profeta. Más bien, el estado del profeta le hacía más capaz de recibir una influencia divina que estaba constantemente en todos lados.

El modelo de Maimónides proponía que la influencia divina estimulaba la imaginación desde fuera de la persona. La imaginación convertía entonces esta influencia en cosas que uno podía percibir: visiones, voces, sentimientos y otros contenidos "corporales". Debido a la fuente divina de los contenidos de la imaginación, dichos contenidos gozaban de una información que era divina. Una imaginación perfeccionada podría permitir contenidos más claros y discernibles que aquellos que uno percibiría con una imaginación débil y corrupta.

Entonces, un intelecto perfeccionado extraería información de los contenidos perfectamente percibidos y divinamente generados de la imaginación. Dicha información se vuelve ahora verbal, conceptual y abstracta. Un intelecto perfecto es también capaz de comunicar de manera efectiva esa información verbalmente a otros. Hay cientos de ejemplos de este proceso en el relato de la experiencia profética de la Biblia hebrea[29].

Aquí es donde veo que los psicodélicos se ajustan a este modelo. Hasta el momento no hemos sido capaces de modificar significativamente la imaginación biológica. Nacemos con un cerebro más o menos bien desarrollado. Nuestros sentidos son agudos hasta cierto punto; nuestras emociones, también. Los psicodélicos, sin embargo, pueden ser una ruta para estimular la imaginación.

Durante mi trabajo con la DMT, me impresionaba cómo la experiencia psicodélica era mucho más "imaginativa" que "intelectual". Los voluntarios podían describir con gran nivel de detalle los sentimientos, visiones, emociones y efectos corporales de la experiencia. Sin embargo, la cantidad y originalidad de los contenidos cognitivos eran realmente escasas. Las experiencias simplemente confirmaban o extendían las creencias prexistentes de los individuos o ayudaban a clarificar sus problemas personales, realzando su significado e impregnándoles un gran sentido de verdad y realidad. Creo que esto es el resultado de una imaginación estimulada. Lo que uno determina como real, en última instancia, está relacionado con "cómo

---

29. Por experiencia profética, me refiero a cualquier estado alterado de consciencia en el cual un humano y lo divino interactúan en la Biblia hebrea. Esto extiende la definición de la simple "predicción" o "presagio".

se siente". Es un sentimiento, no una deducción racional. Y el sentimiento reside en el ámbito de la imaginación.

Así, parece que la DMT y otros psicodélicos estimulan la imaginación más que el intelecto. Esto es, proporcionan una herramienta para fortalecer la imaginación de un modo que no estaba disponible para los medievalistas.

Hay dos modos en los que la "imaginación estimulada" puede impartir nueva información a alguien en un estado psicodélico. Una es la antes mencionada receptividad o sensibilidad intensificada a la información espiritual que nos rodea todo el tiempo. Esta es la base de mi modelo "teoneurológico" de la experiencia espiritual, una alternativa al modelo arriba abajo de la "neuroteología". La neuroteología, el modelo imperante para explicar la biología de la experiencia espiritual, trata estas experiencias desde una perspectiva de abajo arriba: el cerebro genera la impresión de comunicarse con lo divino, quizás mediante la liberación de DMT endógena a través de la activación de un reflejo cerebral provocado por la oración. El modelo arriba abajo, la teoneurología, postula que el mundo espiritual se comunica con nosotros a través del cerebro. La DMT endógena, bajo esta perspectiva, permite que la información divina sin forma se convierta en perceptible.

Cuanto mejor desarrollado esté el intelecto de alguien, más capaz será de descifrar los contenidos de la imaginación estimulada. Aquí es donde veo el papel del intelecto—contenido en nuestra "actitud"— en determinar qué aprendemos de una experiencia psicodélica. Por un lado, un viaje puede ser primordialmente "imaginativo"—una experiencia estética—, divertido, excitante, interesante y novedoso. O puede ser la fuente de una información más práctica y perdurable si uno posee la intención, el vocabulario y otras herramientas similares para extraer los contenidos imaginativos novedosamente ricos.

Espero que este enfoque metafísico ayude a subrayar un punto importante, uno que es fundamental para determinar el resultado de cualquier experiencia psicodélica. Cuantas más herramientas tengamos a la disposición para procesar lo que las drogas nos muestran, más provecho les sacaremos. No importa la fuente de los contenidos imaginativos—divina, extraterrestre o psicológica—; cuanto mejor desarrollado esté el intelecto, más información se podrá extraer de ellos.

UNA NOTA SOBRE LOS SERES

La DMT, la salvinorina A y la ketamina a menudo revelan la existencia de "seres". Son figuras autónomas que aparecen en nuestras visiones. Pueden adoptar un gran número de formas: humanos o humanoides, animales, plantas, máquinas o insectos. Tienen poder, inteligencia y voluntad. Interactúan y se comunican con nosotros de una manera más o menos efectiva utilizando la telepatía y/o métodos no verbales. En mi investigación con la DMT, los voluntarios y yo discutíamos largamente sobre estos seres. ¿Quiénes o qué son? ¿Dónde residen? ¿Cómo se relaciona uno con ellos?

Temprano en mis estudios tuve que hacer un ejercicio mental con el fin de mantener canales de comunicación abiertos con mis voluntarios. Esto implicaba aceptar el significado de la naturaleza "más real que lo real" del mundo de la DMT, incluidos sus habitantes: los seres. De otro modo, si yo reaccionaba a lo que contaban los voluntarios interpretando sus experiencias con un valor diferente al que ellos le daban—considerándolas como alucinaciones inducidas por la droga o como conflictos freudianos inconscientes que ahora eran conscientes—, ellos estarían menos inclinados a compartir algunos de los aspectos más importantes de sus experiencias. Después de terminar mis estudios, exploré varios modelos que pudieran explicar la base de realidad de estos seres y su mundo.

Miré varios modelos y especulé libremente sobre su relevancia en mi libro *DMT: La molécula del espíritu*. Si bien todo es posible, admito la imposibilidad de resolver este rompecabezas, la ubicación del mundo de la DMT y aquellos que parecen existir allí. La única explicación que puedo dar es genérica y retorna a la definición de "psicodélico": estas sustancias hacen visible lo previamente invisible.

Utilizando el sistema de los metafísicos podemos señalar a la "imaginación" como la ubicación de los seres. Aquí es donde los percibimos: su apariencia, lo que escuchamos y cómo nos sentimos a su alrededor, tanto física como emocionalmente. Al mismo tiempo, contienen información. Podemos aprender algo de ellos. Esta información está "vestida" de una manera que podemos percibir. Sin embargo, es imposible determinar si esta información viene de dentro o de fuera de nosotros. Todo lo que podemos decir con certeza es que antes era invisible. La tarea de extraer información de los seres, al igual que con cualquier otro contenido "imaginativo", es trabajo del intelecto, de la facultad racional.

EXPERIENCIA SUBJETIVA Y RESULTADOS

Cuando los científicos creen que un tipo particular de experiencia psicodélica produce beneficios, desarrollan una escala de valoración que mide dicha experiencia. Tras encontrar correlaciones entre esa experiencia y los resultados, señalan su logro en explicar cómo funcionan los psicodélicos.

Sin embargo, es posible que otras experiencias estén igualmente correlacionadas con los resultados. Por ejemplo, un estudio reciente demostró una asociación entre los puntajes en un Cuestionario sobre la Experiencia Mística (MEQ, *Mystical Experience Questionnaire*) y una reducción en el consumo de alcohol. El MEQ es una escala de valoración que cuantifica los elementos del estado místico-unitivo y determina si la "experiencia mística" por la que uno ha pasado es "completa" o "incompleta". Sin embargo, la correlación entre la intensidad del efecto de la droga y sus resultados genéricamente medidos era también fuerte. O sea, la intensidad de la experiencia, y no sus cualidades específicas, era lo que realmente importaba.

Y este es otro ejemplo: los investigadores psiquiátricos que utilizaban LSD para tratar a los alcohólicos en Saskatchewan pensaban que el LSD provocaba un caso corto de *delirium tremens*, o DT. El *delirium tremens* es un síndrome clínico en el cual los alcohólicos abstinentes sufren un descenso pesadillesco a una angustia física y mental extraordinarias. Ya que muchos alcohólicos dejaban de beber después del DT, este modelo sugería que, en la medida en que en LSD ocurrieran síntomas parecidos al DT, el consumo de alcohol cesaría. Y eso fue lo que encontraron. Por lo tanto, ¿podrían los puntajes de una "escala de valoración de DT" demostrar las mismas correlaciones con los resultados como aquellas medidas por el MEQ? Similarmente, ¿veríamos una asociación entre la mejora de la depresión o el dolor resistentes al tratamiento y altos "puntajes de DT" como con las puntuaciones de la "Escala de Disolución del Ego"?

La gente toma o da psicodélicos dentro de la actitud y el entorno de un modelo particular. Si los investigadores y sujetos creen que el *delirium tremens* o las experiencias místicas son curativos, y si las escalas de valoración miden la consecución del estado, cabe pensar que el logro de ese estado estará relacionado con los resultados. O sea, el efecto de la droga —y la escala de valoración que establece su logro— confirma el modelo.

Cuando creemos que alcanzar una experiencia subjetiva particular es "cómo funcionan los psicodélicos", podemos estar virando peligrosamente hacia un "pensamiento mágico"; es decir, la creencia de que "todo lo que necesitas es alcanzar este estado y no importará cuáles sean tus problemas. Estos sucumbirán mágicamente a los efectos de ese estado"[30].

---

30. Por este motivo el equipo de investigación de psicoterapia psicodélica de la Universidad de Maryland no logró la renovación de su subvención de parte de los Institutos Nacionales de Salud a comienzos de los años setenta. Eberhardt Uhlenhuth fue uno de mis mentores en Nuevo México y estuvo de visita en el lugar tratando de determinar si se seguiría financiando este trabajo. Según el Dr. Uhlenhuth, el equipo de investigación de Baltimore —el cual incluía a William Richards, el actual psicoterapeuta psicodélico principal en Johns Hopkins— "había contraído la religión". Ya no estaban interesados en cómo funcionaban los psicodélicos. Más bien, sabían que era a través del logro de una experiencia mística. Ahora era solo cuestión de aplicar ese estado a numerosas afecciones.

De manera similar, no se puede argumentar que los cambios en la función cerebral objetiva que ocurren durante la experiencia mística, o cualquier otro estado específico, demuestren que tales estados son, en efecto, cómo "funcionan los psicodélicos". Esto es porque esos cambios en el cerebro pueden simplemente reflejar la operación de una respuesta cerebral no específica a la experiencia psicodélica, por ejemplo, a su intensidad. Esa intensidad podría ser el factor crítico, más que la consecución de cualquier estado mental.

Aunque muchas de las características de una experiencia mística y sus efectos posteriores parezcan ser beneficiosos, es importante mantener el discernimiento. La "aceptación", "apertura" y "compasión" aumentadas que acompañan a tal experiencia pueden no ser siempre algo bueno. ¿Realmente queremos ser más abiertos a una ideología y a un comportamiento racista y violento? Alguna gente lo hace; y, por tanto, podemos ver el uso de psicodélicos en tales entornos. ¿Queremos ser más compasivos con aquellos que quieren causar daño a nosotros o a nuestros seres queridos? Asimismo, las propiedades "inefables" no verbales del estado místico inducido por la droga están abiertas al maltrato y la manipulación. Esto es, si el contenido informativo de tales experiencias es una página en blanco, uno puede caer presa de influencias y creencias falsas, cuando no francamente malignas.

CAPÍTULO 6

PSICODÉLICOS, PANACEAS, PLACEBOS Y PSICOPLASTÓGENOS

Este capítulo nos lleva a un territorio especulativo; por lo que, antes de sumergirnos en él, quiero establecer qué me propongo. Por favor, mantenga en cuenta que estas son consideraciones teóricas, no hechos establecidos. Sin embargo, creo que proporcionan direcciones prometedoras para futuras investigaciones dentro del trabajo con psicodélicos.

Esta hipótesis sugiere que las propiedades tipo panacea —que curan diferentes enfermedades o trastornos— de los psicodélicos se deben a sus efectos biológicos que realzan la respuesta placebo. Esto lo hacen mediante sus propiedades psicoplastogénicas, generando nuevas neuronas y aumentando la complejidad de sus conexiones. Estos mecanismos psicoplastogénicos operan incluso sin una experiencia psicodélica. Sin embargo, con o sin experiencia psicodélica, la actitud y el entorno siguen siendo cruciales en determinar los resultados de cualquier administración de una droga "psicodélica".

Los ensayos clínicos controlados con psicodélicos indican que son tratamientos efectivos para la depresión, el alcoholismo, la dependencia del tabaco y los opiáceos, el trastorno obsesivo-compulsivo, el trastorno de estrés postraumático, el dolor, el autismo, la ansiedad y la preocupación por el final de la vida. Además, mejoran la meditación, refuerzan el compromiso de los clérigos con su misión pastoral y modifican la propia personalidad permitiéndoles ser más abiertos, flexibles, tolerantes y compasivos. Estudios originados fuera del laboratorio de investigación sugieren que los psicodélicos mejoran la apreciación de la naturaleza y la convivencia doméstica; fomentan las políticas progresivas; cambian las creencias metafísicas; y reducen la reincidencia en los presidiarios, la severidad de los trastornos alimenticios y el dolor de cabeza, así como los síntomas de la fibromialgia. Pueden incluso ser útiles para enfermedades neurodegenerativas como la demencia, los accidentes cerebrovasculares, las lesiones por traumatismo cerebral, la enfermedad de Parkinson y la esclerosis lateral amiotrófica. Por otra parte, sabemos que los neonazis y otros grupos radicales toman psicodélicos para reforzar sus creencias, y que Charles Manson administraba LSD a sus seguidores para cimentar su condición como asesinos en serie.

PANACEA Y PLACEBO

Una panacea—del latín "lo cura todo"— es una solución o remedio para todas las dificultades o enfermedades. En contextos médicos o psicológicos una panacea puede ser una sustancia completamente inerte, como una píldora de azúcar, que es el clásico "placebo". O bien, puede tener efectos biológicos que igualmente ayuden con innumerables trastornos, lo que llamamos un placebo activo. Cuando el biológicamente activo Prozac salió por primera vez, la gente lo aclamaba como una panacea. Los efectos inhibidores de su recaptación de la serotonina llevaron a teorías sobre cómo la "corrección de las deficiencias de la serotonina" explicaba su amplia eficacia. Similarmente, creo que los efectos biológicos de los psicodélicos también subyacen a sus propiedades todo-curativas.

Placebo es la expresión latina para "complaceré" o "seré complaciente". Los placebos pueden ser biológicamente inertes o activos. Ahora sabemos que incluso los placebos "inertes" como una píldora de azúcar tienen efectos biológicos objetivamente medibles, entre los que se incluyen cambios inmunológicos, inflamatorios, hormonales y funcionales del cerebro. Por ejemplo, las endorfinas—las hormonas opioides para reducir el dolor producidas por el propio cuerpo— median en la analgesia del placebo. Sabemos esto porque la droga Naloxón, bloqueadora de opiáceos y endorfinas, inhibe la analgesia del placebo.

El efecto placebo es la medida en que la respuesta a un tratamiento es mayor o diferente de lo que cabría esperar de ese tratamiento por sí solo. El efecto placebo juega un papel en la práctica médica de cada día: un prescriptor fomenta una respuesta positiva a una medicación cardíaca, un inhalador para el asma o, incluso, una quimioterapia para el cáncer. Dirá: "Creo que esto le ayudará, y espero que lo haga".

En el mundo de la psiquiatría vemos los mismos mecanismos de funcionamiento cuando se combina la psicoterapia con antidepresivos. Los dos juntos funcionan mejor que ambos por separado. Esto es un ejemplo de cómo el entorno—en este caso, el contexto psicoterapéutico estimulador y alentador— mejora el efecto del tratamiento biológicamente activo.

Una definición funcional del efecto placebo es la incorporación de mecanismos de cambio psicológicos y biológicos innatos del complejo mente-cerebro. Cuando el tratamiento tiene efectos biológicos, la contribución del placebo es aditiva, haciendo el tratamiento más efectivo.

Esta definición no presupone que la incorporación de esos mecanismos innatos dé lugar solo a la curación. La activación de procesos de cambios biológicos y psicológicos innatos puede tener también resultados negativos. La respuesta "nocebo" es cómo las expectativas negativas sobre un pronóstico o tratamiento hacen más probable su cumplimiento. Los efectos específicos del placebo son dependientes de la actitud y el entorno; esto es, lo que aquellos que reciben y aquellos que proporcionan la intervención desean y esperan ver.

UNA MIRADA MÁS ATENTA A LA ACTITUD Y EL ENTORNO

La actitud se refiere a quiénes somos en el momento de nuestra experiencia con la droga psicodélica. La salud física y mental juega un papel clave. Para los propósitos de este capítulo me gustaría enfatizar los elementos específicos de la actitud, que son: el sesgo de selección, la expectación, la sugestionabilidad y la hipnotizabilidad.

El sesgo de selección influye, en primer lugar, en quién decide tomar una droga psicodélica. La gente toma psicodélicos—dentro o fuera del entorno de la investigación— debido a su interés por ellos. Los pacientes con depresión voluntarios para un estudio de tratamiento con psilocibina creen que la psilocibina puede mejorar su estado de ánimo. Por tanto, estos pacientes son fundamentalmente diferentes de aquellos que no creen en esto. Aquellos que toman ayahuasca en centros de retiro en Latinoamérica también creen que les será beneficioso. Estas son expectativas sobre unos resultados particulares. Sin estas expectativas la gente no se autoseleccionará para participar en tales actividades y pueden incluso responder de manera diferente a la psilocibina o la ayahuasca que quienes sí las tienen.

La expectativa es un estado de pensamiento o esperanza de que algo sucederá o se dará el caso. Las expectativas que alguien tenga pueden ser positivas o negativas.

La sugestionabilidad es la cualidad de estar inclinado a creer ciertas cosas y de actuar según las sugerencias de los demás. Alguien que sea más sugestionable es también más probable que sea hipnotizable; esto es, susceptible a la hipnosis. También está el fenómeno de la autosugestión, donde uno se sugestiona a sí mismo con ciertas cosas. Esta es la idea detrás de las autoafirmaciones que se practican en estados alterados de consciencia como la meditación o la relajación profunda, ambas de las cuales pueden incrementar la sugestionabilidad.

Además del medioambiente físico, el entorno incluye el conjunto de los que le rodean. Quiénes le dan a usted los psicodélicos tienen ciertas expectativas sobre qué harán las drogas y sugerirán que usted experimentará esos efectos. Además, le sugerirán cómo alcanzar esos efectos cuando esté en un estado alterado. "Haga esto y pasará aquello". Estas son sugerencias que se pueden convertir en sugestiones. Un modo de hacer que un resultado deseado sea más probable es aumentando la sugestionabilidad. Y eso es justo lo que hace la hipnosis. Y también los psicodélicos.

La hipnosis es una capacidad realzada para responder a la sugerencia. A menudo, esta capacidad realzada se produce por un estado alterado de consciencia: el "trance". Cuanto más sugestionable sea uno, más susceptible será a la hipnosis. Algunos se refieren a la hipnosis como "placebo sin engaño". En la hipnosis sabes que estás recibiendo una sugerencia de que algo pasará. Cuando crees que estás recibiendo una sustancia farmacológica activa, digamos, un analgésico, la sugestión del efecto positivo tiene influencia en el resultado: alivio del dolor. El "trance" —estado alterado de consciencia— que hace más efectiva la sugestionabilidad se produce a través de los elementos asociados al entorno clínico. Los pacientes quedan "embelesados" por el doctor de bata blanca con aires de autoridad y diplomas en la pared, las enfermeras amigables pero muy eficientes y el olor de la sala de espera. Su creencia en la píldora es parte de la "actitud". Los accesorios y expectativas que comprende el ambiente clínico son el "entorno".

Las relaciones entre placebo, hipnosis, sugestionabilidad y expectativas son complejas y multidireccionales. Mayores expectativas de respuesta mejoran la tasa de respuesta. Aquellos con altas expectativas pueden ser más innatamente sugestionables. Estas diferencias en la sugestionabilidad pueden tener impacto en el papel de la expectativa; en otras palabras, cuanto más sugestionable es uno, mayores son sus expectativas del efecto. Una sugestionabilidad aumentada puede, por tanto, predecir una mayor respuesta al placebo. O sea, estos mecanismos trabajan juntos para producir un resultado final: una mejor respuesta al placebo, el resultado observado es mayor que el esperado por el propio tratamiento.

Un elemento clave en la respuesta al placebo es que ocurre fuera de la consciencia, es inconsciente. Podemos ver el resultado de esta activación—digamos, alivio del dolor— pero no podemos ver, escuchar, oler o experimentar nada consciente durante el funcionamiento del placebo.

PSICODÉLICOS Y EL EFECTO PLACEBO

Entonces, ¿cómo encajan los psicodélicos en nuestra discusión sobre hipnosis, expectativas, sugestionabilidad, panacea y placebo?

Las drogas psicodélicas no tienen rival en su capacidad para producir un gran número de efectos, aquellos que la persona que los toma desea, así como los que desean quiénes los administran. Pero los psicodélicos no son placebos inertes que actúan únicamente a través de la hipnosis o la sugestionabilidad realzada. También tienen poderosos efectos biológicos; y estos efectos interactúan con la actitud y el entorno[31]. Por tanto, se puede contemplar usar psicodélicos para magnificar la respuesta al placebo mediante sus propiedades biológicas.

Experimentos en los años sesenta mostraron que la hipnosis más el LSD causaban un estado alterado más intenso que el LSD o la hipnosis por separado. En este caso la sugestión era experimentar un estado alterado "psicodélico". El LSD magnificaba los efectos de la hipnosis/sugestión, y

---

31. Esta interacción entre las drogas, la actitud, el entorno, la hipnosis, las expectativas y la sugestionabilidad ayuda a explicar por qué los psicodélicos no eran especialmente efectivos como herramientas para lavar o programar el cerebro. Para que los psicodélicos sirviesen para "convertir a alguien en un asesino", debía haber unos impulsos asesinos o violentos preexistentes más o menos conscientes en la actitud de esa persona. Sin la actitud apropiada es poco probable que uno pueda manipular el entorno con el fin de simplemente implantar de la nada un conjunto de creencias ajenas. Nadie en los actuales estudios de investigación psicodélica se ha convertido en un asesino en serie. Asimismo, nadie en el grupo de Charles Manson se convirtió en monje mientras era miembro de ese grupo.

esta magnificaba los efectos del LSD. Estos descubrimientos llevaron al desarrollo de la "terapia hipnodélica".

Datos más recientes demuestran también que el LSD incrementa la sugestionabilidad. Además, los sujetos que toman un placebo inerte mientras están en compañía de gente que finge estar intoxicada por una experiencia psicodélica experimentan efectos psicodélicos. Estos dos conjuntos paralelos de datos modernos apoyan los estudios originales de los años sesenta: el LSD aumenta la sugestionabilidad y la sugestión lleva a la experiencia psicodélica.

Sin embargo, los psicodélicos no siempre producen el resultado esperado. Esto puede ser porque no siempre magnifican la respuesta al placebo y/o porque la dolencia no responde al placebo. También puede ser que la activación del placebo requiera alcanzar una particular "experiencia psicodélica". Como sugiero en el capítulo anterior, en lugar de algún estado específico que medie el resultado, el ingrediente clave puede ser la intensidad de la experiencia. Por intensidad me refiero a un sentimiento de profundo significado e importancia. Declaraciones tales como "es más real que lo real" o "esta ha sido la experiencia más significativa de mi vida" capturan la esencia del sentimiento de que algo trascendental acaba de ocurrir. Por tanto, podemos proponer que el correlato subjetivo de la activación psicodélica de una respuesta mejorada al placebo es un estado de consciencia que alcanza un umbral crítico de intensidad.

Podemos abordar estas cuestiones experimentalmente. Por ejemplo, ¿responde la gente sugestionable de una forma más vigorosa a los tratamientos asistidos con psicodélicos? Las afecciones más receptivas al placebo, como las alergias, ¿mejoran más que las que les son menos receptivas, como el cáncer?

PSICODÉLICOS PSICOPLASTOGÉNICOS NO PSICODÉLICOS

El descubrimiento de los psicoplastógenos y sus beneficios potenciales en los trastornos psiquiátricos ha añadido un giro fascinante a esta discusión. Estos revelan la posibilidad de que no haga falta una experiencia subjetiva para que los psicodélicos ejerzan sus acciones terapéuticas.

Las dosis no psicodélicas de psicodélicos como la DMT, la psilocibina y la ketamina incrementan la neurogénesis: el crecimiento de nuevas neuronas en el cerebro. Además, incrementan la neuroplasticidad, el número y la complejidad de las conexiones entre neuronas. En animales, las versiones modificadas en el laboratorio de DMT e ibogaína son psicoplastogénicas, pero no psicodélicas. Estos psicoplastógenos no psicodélicos también muestran efectividad en modelos de ansiedad, depresión y adicción en animales.

En humanos existe también una relación entre efectos psicoplastogénicos y antidepresivos. En ciertas afecciones psiquiátricas ocurre pérdida de neuronas cerebrales y disminución en su conectividad. Por tanto, es razonable creer que estimular la neurogénesis y la neuroplasticidad sería beneficioso en estos trastornos. Ya me he referido a cómo el uso a largo plazo de la ayahuasca en humanos incrementa el grosor de ciertas áreas de la corteza cerebral. También en humanos, los efectos antidepresivos de los psicodélicos ocurren en el mismo intervalo de tiempo —de sesenta a noventa minutos— en el que vemos que se incrementa la neuroplasticidad en el modelo animal. Además, estos efectos se prolongan en el tiempo —desde un par de semanas a un mes— y puede corresponder en humanos al "período crítico" en el cual los beneficios, más suaves pero reales, se siguen acumulando después de una sesión con la droga. Recuerde, también, que este período crítico es aquel en el cual los efectos de la psicoterapia pueden ser especialmente poderosos, o sea, un tiempo de sugestionabilidad mejorada.

El desarrollo de psicoplastógenos no psicodélicos cercena la vinculación entre las propiedades psicoplastogénicas y las psicodélicas. Aunque un estado mental suficientemente intenso puede reflejar la activación de la respuesta psicoplastogénica, esta misma respuesta puede ocurrir en la ausencia de una experiencia psicodélica.

Las respuestas terapéuticas a los psicoplastógenos no requieren de una experiencia psicodélica, al menos en los animales inferiores. Si esto fuese también cierto en humanos, la respuesta terapéutica ocurriría fuera de la consciencia[32]. Lo mismo ocurre con la respuesta al placebo, no somos conscientes de cómo opera. ¿Están relacionados estos dos fenómenos? Es decir, ¿los efectos psicoplastógenos subyacen a los del placebo? Si es así, esto puede ocurrir al incrementar la sugestionabilidad y la hipnotizabi- lidad, mecanismos que contribuyen a la respuesta al placebo. Esta es una cuestión clave y podemos responderla experimentalmente. Esto es, ¿incre- mentan los psicoplastógenos no psicodélicos la sugestionabilidad?

Al igual que con el placebo, los efectos psicoplastogénicos—psicodélicos o no— son no específicos. Ambos requieren dirección, la cual implica actitud y entorno. Las nuevas conexiones entre células no son aleatorias, pero reflejarán las circunstancias biopsicosociales en las que están teniendo lugar. Por ejemplo, mientras alguien ve pornografía violenta las nuevas conexiones neuronales que se desarrollarán serán diferentes de las que ocurren si meditara en el bosque.

Incluso sin efectos psicodélicos, la psicoterapia y otros métodos para dirigir las propiedades de estos compuestos psicoplastogénicos probablemente rendirán más beneficios que prescribirlos solos. Será fascinante determinar si la psicoterapia en combinación con psicoplastógenos psicodélicos es más efectiva que con los no psicodélicos. Si no lo es, entonces los psicoplastó- genos no psicodélicos podrían simplemente convertirse en antidepresivos habituales, efectivos por sí mismos, pero no tan efectivos combinados con

---

32. Si estas sustancias indujeran a un estado alterado, este no sería psicodélico.

psicoterapia. Como mínimo, la aceptabilidad y practicidad de los compuestos no psicodélicos serán mayores para el público que las de aquellos que requieran los rigores de un estado altamente alterado.

Cuando se utilizan psicoplastógenos en afecciones exclusivamente neurológicas como la demencia o una apoplejía, similares consideraciones para optimizar el entorno son también importantes. La regeneración de las áreas dañadas del cerebro será más efectiva en combinación con terapia física y otros procedimientos de rehabilitación que dirijan de manera óptima la regeneración.

Pero ¿y qué de aquellos que quieran tener una experiencia psicodélica? Esta situación está al otro extremo del espectro, cuyo polo opuesto está formado por quienes toman dosis no psicodélicas para sus afecciones neurológicas. El placer, la recreación y el realce de la percepción estética son razones válidas para tomar una droga psicodélica y son, de hecho, las razones más populares para hacerlo.

Es hacia la mitad de este espectro—en el caso de los entornos psiquiátrico y del bienestar— donde el balance entre efectos psicodélicos y no psicodélicos es más pertinente. Aquí creo que encontraremos que los psicoplastógenos no psicodélicos pueden ser efectivos por sí mismos, pero lo serán más cuando se combinen con psicoterapia, meditación y otros métodos que aprovechen la oportunidad de la expectativa y la sugestionabilidad.

Y, si es así, ¿entonces qué?

¿Cuáles son las consecuencias prácticas de esta propuesta de que los psicodélicos magnifican la respuesta al placebo a través de sus efectos psicoplastogénicos? Esta hipótesis proporciona un enlace funcional entre el papel de la actitud y el entorno y la biología, ya que objetiva la realidad subjetiva de cómo la actitud y el entorno determinan el resultado de cualquier experiencia individual con una droga. La relación entre mente y cuerpo se vuelve cada vez más innegable.

PARTE III

LAS DROGAS PSICODÉLICAS

CAPÍTULO 7

LOS PSICODÉLICOS CLÁSICOS

Estos son los compuestos en los que la mayoría de nosotros pensamos cuando escuchamos hablar de "drogas psicodélicas". Conocemos la mayoría de ellos y tienen la más larga historia de uso tanto por parte de las comunidades indígenas como por el occidente moderno. Incluyen sustancias naturales que se producen en el reino vegetal y animal: la mezcalina en los cactos peyote y San Pedro; la psilocibina en los "hongos mágicos"; la DMT en multitud de plantas y animales; la ibogaína en la planta iboga; y la 5-MeO-DMT en el veneno del sapo del desierto de Sonora. El LSD es sintético, pero es un derivado de un hongo que se produce de manera natural y que crece en cereales domesticados.

MEZCALINA, PEYOTE Y SAN PEDRO

El uso indígena del peyote que contiene la mezcalina va más atrás en la historia que la mayoría de los demás psicodélicos botánicos. El descubrimiento de la mezcalina y su efecto psicoactivo marca el comienzo del interés científico por las drogas psicodélicas en occidente.

HISTORIA

Los cactos peyote y San Pedro, que contienen mezcalina, han jugado un papel en las esferas social, curativa y religiosa de las sociedades indígenas del hemisferio occidental. Los nombres tradicionales para el cacto peyote incluyen *hikuri* y *hikuli*. Las poblaciones indígenas que identificamos con el uso del peyote son los huichol y los tarahumara de México. El nombre botánico del peyote es *Lophophora williamsii*. Su uso era prominente en los rituales aztecas y preaztecas, y se puede remontar a cinco mil años.

El uso del San Pedro se centró en el actual Perú y sus alrededores y puede tener una antigüedad de tres mil años. Hay varias especies de cactos San Pedro psicoactivas, todas pertenecientes al género *Trichocereus* (alternativamente, *Echinopsis*). Las especies más comunes son *T. pachanoi* y *T. peruvianus*. Sus nombres tradicionales incluyen *huachuma* y *wachuma*.

El uso indígena del peyote emigró hacia el norte y se combinó con el cristianismo para dar lugar a la Iglesia Nativa Americana (NAC) a finales del siglo XIX. Es la mayor religión de los nativos americanos, con cerca de un cuarto de millón de adeptos, y se extiende hasta las praderas canadienses de Saskatchewan. También hay otros grupos nativo-americanos que utilizan el peyote fuera de la influencia cristiana.

El farmacólogo alemán Louis Lewin fue el primero en describir los efectos psicodélicos del peyote en la década de 1880. Hablaba del peyote en su libro de 1924, *Phantastica*. La mezcalina encontró uso en los primeros días de la investigación psicodélica, a comienzos de los años 1920. Eran estudios que empleaban la mezcalina para producir una "psicosis modelo". Los terapeutas también la utilizaban como ayuda psicoterapéutica. Otras investigaciones se dedicaron a lo que podríamos llamar estudios de "psicofisiología"; por ejemplo, catalogando los tipos de fenómenos visuales que la droga producía en voluntarios normales. Además, el interés de los investigadores canadienses en las psicosis modelo los llevó a teorías bioquímicas de la esquizofrenia, algunas de las cuales siguen proporcionando información para investigaciones actuales.

El largo tiempo de duración de la acción de la mezcalina —de hasta doce horas— era difícil de manejar en el entorno de la investigación clínica, y las náuseas y vómitos no eran escasos. Por eso nunca capturó del todo la atención popular y científica que el LSD sí consiguió posteriormente. La mucho mayor potencia de este último compuesto y su aparición en el amanecer de la psicofarmacología moderna funcionaron a su favor y relegaron la mezcalina a la trastienda de la investigación psicodélica. Sin embargo, debido a que el uso indígena de los psicodélicos es cada vez más relevante, el interés comercial, social y académico en la mezcalina es mayor ahora de lo que ha sido en muchos años.

El libro de Aldous Huxley de 1954, *Las puertas de la percepción*, es un relato articulado de los efectos estéticos, espirituales e intelectuales de la mezcalina por parte de este excepcional filósofo humanista altamente cualificado. Quizás más que ningún otro este libro estimuló el interés por los psicodélicos entre artistas, académicos y la cultura joven.

BOTÁNICA

El peyote es un cacto de crecimiento lento, sin espinas y con forma de botón. Puede tardar de quince a veinte años en alcanzar la madurez. Su hábitat nativo es el norte de México y el suroeste de Texas, donde ahora es una especie en peligro de extinción debido a la sobreexplotación. El cacto puede alcanzar un diámetro de hasta diecisiete centímetros y una altura de menos de ocho.

El San Pedro, por otra parte, es un cacto columnar de crecimiento rápido que alcanza alturas de unos seis metros. El San Pedro tiene una amplia distribución en América Central y del Sur y crece fácilmente si se cultiva.

QUÍMICA/FARMACOLOGÍA

Arthur Heffter, un químico alemán, aisló la mezcalina del peyote en la década de 1890 y la identificó como el principal componente psicoactivo del peyote. El químico vienés Ernst Späth sintetizó la mezcalina en 1919.

La mezcalina es una fenetilamina. Por lo tanto, es única entre los compuestos clásicos, el resto de los cuales son triptaminas[33]. Sin embargo, su farmacología es similar, afectando primordialmente a los receptores de serotonina, en particular el 5-HT2A.

Alexander Shulgin utilizó la mezcalina como punto de partida para cientos de nuevas fenetilaminas con más o menos propiedades psicodélicas. Estas incluían DOM, DOET, DOB, DOI y 2C-B, algunas de los cuales han visto o ven uso en la investigación y/o el *underground* psicodélico.

DOSIS Y VÍA DE ADMINISTRACIÓN

Una dosis oral—la vía preferida— de mezcalina pura es de entre 300 y 600 mg.

La gente consume el peyote fresco o seco. Cuando está seco se puede, ya sea comer los botones secos, el cacto en polvo o beber una infusión de peyote. Dependiendo de la concentración de la mezcalina en el peyote seco, puede necesitarse entre 30 y 150 gramos de botones, o de cuatro a doce de ellos de tamaño medio. En el caso del San Pedro, una dosis normal del cacto fresco es de una pieza de unos treinta centímetros de largo por unos seis de diámetro. Hay más mezcalina en la cáscara verde del San Pedro que en otras zonas de la planta. Se puede moler la cáscara seca o bien hervir una papilla licuada de toda la planta[34]. Tanto para el San Pedro como para el peyote las concentraciones de mezcalina pueden diferir de manera significativa, lo que requerirá de más o menos material de planta para una dosis efectiva.

---

33. Otras fenetilaminas incluyen tanto a la MDMA y a las anfetaminas no psicodélicas, como a las metanfetaminas.

34. Para evitar las náuseas y los vómitos de la papilla algunas personas se lo administran en forma de enema.

EFECTOS Y EFECTOS COLATERALES

Los efectos de la mezcalina pura vía oral comienzan entre 30 y 60 minutos luego de su ingestión, aunque el cenit de sus efectos puede tomar de 2 a 4 horas. Así pues, se debe ejercer cuidado de no tomar una cantidad adicional de la planta hasta que haya pasado suficiente tiempo para tener la certeza de que es seguro hacerlo. Los efectos pueden durar hasta doce o catorce horas. Las afirmaciones sobre las diferencias cualitativas entre la mezcalina y otras drogas clásicas son difíciles de confirmar.

La mezcalina puede tener inherentemente más efectos colaterales gastrointestinales desagradables que otras drogas clásicas. Además, los cactos que la contienen son bastante amargos y tiene otros compuestos con efectos gastrointestinales perniciosos. Estas consideraciones adicionales aumentan la probabilidad de náuseas, vómitos y, ocasionalmente, diarrea tanto con peyote como con San Pedro.

CONSIDERACIONES LEGALES

La Ley de Sustancias Controladas enumera la mezcalina como Droga de Clasificación I. Es ilegal utilizarla, poseerla, distribuirla, fabricarla o venderla. Sin embargo, la Ley Americana de Restauración de la Libertad Religiosa de 1993 reafirmó el derecho de los grupos religiosos indígenas a utilizar el peyote en sus rituales.

Algunas iglesias del peyote excluyen a los no nativos, al paso que otras admiten a todas las etnias. Además, algunos estados permiten a los no nativos participar en las ceremonias de la NAC. Con estas salvedades el uso religioso del peyote por parte de la NAC está permitido en los Estados Unidos. Algunos estados permiten también el "uso religioso" del peyote fuera de la NAC. La posesión de la planta del peyote no es ilegal en Estados Unidos si uno no tiene la intención de utilizarla por sus efectos psicodélicos. Existen excepciones en otros países—por ejemplo, Francia y Brasil—, en donde la propia planta es ilegal. Debido a que el peyote está en peligro de extinción, su recolección está prohibida, excepto para su uso con propósito religioso en los grupos indígenas.

El San Pedro es legal para propósitos de jardinería, pero no para uso como psicodélico. Recolectar San Pedro en la naturaleza no es ilegal. No obstante, algunos países proscriben el San Pedro; por ejemplo, Suiza.

LSD

El descubrimiento y uso extendido del LSD (dietilamida de ácido lisérgico o "ácido") desencadenó poderosas fuerzas científicas y sociales en las décadas de 1950 y 1960. Científicas, en el sentido de que la droga estableció firmemente la legitimidad y el poder de la nueva disciplina de la psicofarmacología, cómo la química del cerebro afecta a la experiencia subjetiva, tanto en el cerebro normal como en el aquejado por algún trastorno. Sociales, por su poder para intensificar los impulsos contraculturales latentes en el occidente durante la postguerra de la II Guerra Mundial. Estos impulsos encontraron su escape en los movimientos de protesta masiva contra una gran cantidad de males sociales.

HISTORIA

El cornezuelo y otros hongos que crecen en los cereales domesticados y otras hierbas producen compuestos psicoactivos del tipo LSD, tales como la amida de ácido lisérgico (LSA, o ergina). Este compuesto también aparece en las semillas de varias vides y enredaderas, incluidos el *Crisantemos hawaiano* y ciertas glorias de la mañana. El uso de botánicos que contienen LSA se retrotrae a miles de años en la antigüedad, tanto en las Américas como en Grecia. Los aztecas utilizaban las semillas de la vid ololiuqui (*Ipomoea corymbosa*) con propósitos religiosos y chamánicos, y su uso en Mesoamérica aún continúa. Los participantes en los Misterios Eleusinos de la Antigua Grecia tomaban una bebida que contenía el cornezuelo, llamada *kykeon*, en rituales que desaparecieron en el siglo V.

El LSD no aparece en la naturaleza como tal. Albert Hofmann lo sintetizó en 1938 mientras trabajaba en las Farmacéuticas Sandoz. Era uno de una serie de compuestos que él desarrolló para estimular funciones respiratorias y cardiovasculares sin causar contracciones uterinas como efecto secundario. Descubrió sus efectos psicodélicos de manera accidental cinco años después, probablemente absorbiéndolo a través de su piel. Este descubrimiento puso en marcha una oleada de investigación científica básica y clínica que continúa hoy en día.

La descomunal potencia del LSD—oralmente se activa con una millonésima parte de un gramo— captó la atención científica y pública en un grado mucho mayor que la menos potente, y con más efectos colaterales, mezcalina. Además, la similitud entre la farmacología y la química del LSD y la de la recientemente descubierta serotonina—el primer neurotransmisor conocido— dio paso a la nueva ciencia de la psicofarmacología: cómo los fármacos afectan a la mente.

Durante la primera ola de interés en los psicodélicos, los científicos estudiaron los efectos del LSD a lo largo de un vertiginoso paisaje científico. Esto incluía su uso como tratamiento—con o sin psicoterapia adicional, individual o de grupo— para la depresión, el autismo, las adicciones al alcohol y la heroína, la esquizofrenia, la desesperanza por el final de la vida, la sociopatía y el dolor. Además, algunos estudios investigaron su capacidad para mejorar la empatía en el personal clínico que trataba a pacientes psicóticos. Finalmente, su poder para proporcionar información sobre el sistema de la serotonina llevó al desarrollo de dos nuevas familias de agentes farmacológicos: los antidepresivos ISRS y la segunda generación de antipsicóticos como la risperidona y la olanzapina.

QUÍMICA/FARMACOLOGÍA

La farmacología del LSD es la típica de otros psicodélicos clásicos; esto es, primordialmente activo en el sitio 2A de la serotonina. La dopamina puede contribuir a los efectos del LSD más que en el caso de otros compuestos, especialmente en las etapas posteriores de la intoxicación.

Los científicos han sintetizado interesantes derivados del LSD. El MLD-41 y el ALD-52 son psicodélicos, mientras que el BOL-148 no. Este último puede ser un tratamiento efectivo para la cefalea en racimos, un síndrome doloroso, incapacitante y difícil de tratar.

DOSIS Y VÍA DE ADMINISTRACIÓN

La gente toma LSD casi siempre oralmente, en ocasiones ingiriendo cuadritos de papel secante saturados de LSD. La dosis mínima perceptible es de 20 a 25 µg. Una dosis completa va de 100 a 500 µg, dependiendo de la sensibilidad de cada uno. Los efectos del LSD oral comienzan dentro de 15 a 45 minutos, tocan el pico entre 3 y 6 horas y pueden durar hasta 12 o más horas. La tolerancia al LSD ocurre como con el resto de las drogas clásicas. Es decir, después de tres o cuatro días de dosificación diaria los efectos subjetivos son mínimos. Luego de un período comparable de abstinencia, vuelve la sensibilidad normal.

EFECTOS Y EFECTOS COLATERALES

Como dije en el Capítulo 3, el LSD no es tóxico físicamente, ni adictivo. Sin embargo, la toxicidad psicológica puede ser significativa en personas que hayan desatendido la cuestión de la actitud y el entorno.

Debido a la alta morbilidad de su uso sin supervisión durante los años sesenta, las dosis de LSD en la calle fueron cayendo gradualmente desde 250-300 µg a 80 µg y menos, resultando en efectos adversos significantemente menores. Además, enfoques más sofisticados y orientados a la seguridad al tomar LSD y otros psicodélicos han reducido el número y la gravedad de los efectos adversos. En el Capítulo 11 abordaré en detalle las cuestiones prácticas de seguridad.

CONSIDERACIONES LEGALES

Tanto como cualquiera de las otras drogas, el LSD fue responsable de que se aprobara la Ley de Sustancias Controladas de 1970. Pertenece a las Drogas de Clasificación I—la categoría legal más restrictiva—, y una legislación comparable alrededor del mundo lo prohíbe de manera similar.

PSILOCIBINA

La psilocibina está viviendo su mejor momento. Es el psicodélico más utilizado dentro de la comunidad investigadora y está en la vanguardia de los movimientos de descriminalización y de legalización que abogan por un mayor acceso a las sustancias psicodélicas. Además, su presencia en el mundo natural está llevando a una mayor concientización tanto de la "consciencia de la naturaleza" como del uso de estos compuestos por parte de las culturas indígenas.

HISTORIA

La psilocibina se produce en los "hongos mágicos", cuyo consumo es cosmopolita y se remonta a las profundidades de la prehistoria. Rocas pintadas en España y Argelia sugieren que el uso de especies de psilocibina en el Mundo Antiguo puede datar del año 8000 a.n.e. (antes de nuestra era).

Sin embargo, es en las Américas donde las setas psicodélicas han dejado su mayor impronta. El uso indígena en Latinoamérica ha ocurrido ininterrumpidamente durante milenios en entornos curativos, chamánicos y espirituales. La evidencia arqueológica señala el uso de estos hongos por parte de los mayas entre el 500 a.n.e. y el 900 n.e. en México y Centroamérica. La palabra náhuatl azteca para estas setas es *teonanácatl*, "setas de los dioses" o "setas divinas". Después de que los españoles conquistaran sus tierras en el siglo XVI, las ceremonias rituales con hongos continuaron realizándose en la clandestinidad entre los pueblos mazatecas y zapotecas, ambos mexicanos.

Los Wasson—el banquero R. Gordon y su esposa pediatra Valentina— redescubrieron las ceremonias psicodélicas con setas en los años cincuenta. Un artículo enormemente popular en la revista *Life* describía sus experiencias con la curandera indígena mexicana María Sabina.

La psilocibina, a partir de entonces, se vio usar en la investigación en psiquiatría y psicofarmacología, pero nunca alcanzó la popularidad generalizada del LSD durante la primera ola de entusiasmo psicodélico. Los investigadores ya tenían el LSD y no veían mayor ventaja en mudar su atención de ahí. Además, las microscópicas cantidades de LSD necesarias para una experiencia completa facilitaban su síntesis clandestina y la distribución de enormes números de dosis. Por último, no existían modos simples de cultivar hongos de psilocibina, como sí los hay hoy.

En los años sesenta, mientras estaba en Harvard, Timothy Leary y sus colegas estudiaron la psilocibina. El trabajo inicial de Leary con este compuesto ayudó a establecer el concepto crucial de la actitud y el entorno. En el Experimento de la Prisión Concord, administró psilocibina a prisioneros en un grupo de psicoterapia esperando que disminuyera su reincidencia en prisión luego de su liberación. Aunque los primeros resultados fueron alentadores, el reanálisis de esos datos y su seguimiento a largo plazo demostraron un impacto menos impresionante.

También en los sesenta, Walter Pahnke, un psiquiatra de Harvard, administró psilocibina a estudiantes de teología en el Experimento del Viernes Santo en la Capilla Marsh de la Universidad de Boston. Demostró que era más probable que los estudiantes de teología experimentaran un éxtasis religioso que aquellos que recibían el placebo.

Administramos psilocibina en nuestros estudios en la Universidad de Nuevo México en los años noventa y reestablecimos su perfil de seguridad. Investigaciones posteriores en la Universidad de Arizona demostraron los beneficios potenciales en pacientes con trastornos obsesivo-compulsivos. Varios años más tarde, investigadores de Johns Hopkins comenzaron su trabajo dando psilocibina a voluntarios sanos en sus estudios clínicos de espiritualidad.

Debido a que la psilocibina se produce en el mundo natural, goza de un mayor atractivo actual que el sintético LSD. También es fácil cultivar hongos de psilocibina a partir de esporas adquiribles por internet, que son legales en la mayoría de las jurisdicciones. Varios manuales populares describen procedimientos para hacerlo uno mismo, requiriendo un mínimo equipamiento material o experiencia en laboratorio.

Recientemente la FDA (Administración de Alimentos y Medicamentos, por sus siglas en inglés) ha concedido un "estatus de innovación" para los tratamientos de psicoterapia contra la depresión asistidos con psilocibina[35]. Otros estudios investigativos sugieren que son prometedores en el tratamiento de pacientes con adicciones al alcohol y al tabaco, así como en la preocupación por el final de la vida.

BOTÁNICA

Las setas que contienen psilocibina se producen por todo el mundo y podemos enumerar hasta doscientas especies. El género más común es el *Psylocibe*, y sus especies más populares son *P. cubensis*, *P. semilanceata*, *P. cyanescens* y *P. azurescens*. El mayor número de especies está en México, pero también crecen de manera silvestre —normalmente en bosques subtropicales húmedos— por todo el mundo.

Mientras que muchas especies de setas con psilocibina muestran "reacción azul" al golpearlas, este no es siempre el caso. Las concentraciones típicas de psilocibina en hongos secos están entre el 0.5 y el 1 % de su peso. Las cabezas de las setas contienen más psilocibina que los tallos.

---

35. Esta designación agiliza el desarrollo y revisión de una droga para tratar enfermedades severas para las que la evidencia clínica preliminar indica la superioridad del tratamiento con la droga sobre tratamientos actuales.

QUÍMICA/FARMACOLOGÍA

La configuración química de la psilocibina es bastante parecida a la de la DMT. Es 4-fosforiloxi-DMT, una molécula de DMT con una adición molecular menor. El cuerpo convierte rápidamente la psilocibina no psicoactiva en psilocibina activa al eliminar el fosfato, dando como resultado 4-hidroxi-DMT. En otras palabras, la psilocibina es un "profármaco" para la psilocina, siendo ella misma inactiva. La farmacología de la psilocibina es como la de los otros compuestos clásicos, y actúa primordialmente en el receptor 2A de serotonina, mientras que el subtipo 5-HT1A también parece jugar un papel.

La psilocibina proporciona el punto de inicio para dos compuestos psicodélicos sintéticos: CEY-19 y CZ-74. El primero es una 4-fosforiloxi-DET (dietiltriptamina), mientras que el segundo es una 4-hidroxi-DET. El compuesto CEY es inactivo y sirve como un profármaco para la CZ, al igual que la psilocibina es un profármaco para la psilocina. Ambas son oralmente activas y tienen una duración menor que la psilocibina/psilocina.

DOSIS Y VÍA DE ADMINISTRACIÓN

La vía oral es el modo más común de consumir psilocibina. Las dosis orales bajas de psilocibina pura son de 5 mg o menos y las dosis completas son de entre 25 y 30 mg. Cuando se consumen hongos secos las dosis bajas van de 0.25 a 1 gramo; las dosis normales, de 1 a 2.5 gramos; y una dosis fuerte, de 2.5 a 5 gramos. Sin embargo, la sensibilidad puede variar. Hay muchas recetas para hacer infusiones de hongos. Otras sustancias, como el cacao o la miel, podrían mejorar la absorción de psilocibina a partir de los hongos, pero no tengo constancia de datos científicos que lo apoyen. Nosotros administramos de manera segura más de 50 mg a varios sujetos, mientras que dosis mayores de 80 mg produjeron confusión e hipertermia en dos voluntarios.

EFECTOS Y EFECTOS COLATERALES

Los efectos de la psilocibina oral comienzan dentro de los primeros 15 a 45 minutos, alcanzando el pico en la primera o segunda hora. Luego, hay una meseta de unas dos horas y el efecto se va diluyendo luego de seis a ocho horas. Aparte de su duración, la experiencia con psilocibina es cualitativamente parecida a la de los otros compuestos clásicos: LSD y mezcalina. La tolerancia a los efectos psicológicos de la psilocibina se produce luego de varios días de dosificación y la sensibilidad vuelve tras un similar período de abstinencia. Con el LSD y la mezcalina ocurre una tolerancia cruzada, pero no con la DMT. Esto significa que alguien que sea tolerante al LSD o la mezcalina, mostrará una respuesta reducida a la psilocibina; y alguien tolerante a la psilocibina mostrará una respuesta reducida al LSD o la mezcalina. Sin embargo, alguien tolerante a la psilocibina todavía responderá plenamente a la DMT.

CONSIDERACIONES LEGALES

La psilocibina y la psilocina son drogas de Clasificación I. Los hongos, al ser "portadores" de una sustancia prohibida, son también ilegales, aunque no en todas las jurisdicciones. Por ejemplo, en Amsterdam las cafeterías y los *coffee shops* sirven productos alimenticios que contienen hongos psilocibios. Los retiros con estos hongos son "no ilegales" en Jamaica. Las esporas de setas, al no contener psilocibina, son legales en la mayoría de las jurisdicciones, pero algunos estados las han prohibido. Recomiendo precaución cuando se considere participar en una de las "iglesias legales de hongos psilocibios" que aducen protección bajo "libertad religiosa".

Los hongos psilocibios están a la vanguardia de los movimientos de descriminalización y legalización de los psicodélicos. Oregón ha legalizado los "productos de psilocibina" y está estableciendo consejos reguladores y de concesión de licencias a nivel estatal para su producción, distribución y administración. Estas actividades legislativas se basan primordialmente en los datos que indican la eficacia de la psicoterapia ayudada por la psilocibina en el tratamiento de la depresión y otras enfermedades. Sin embargo, la razón riesgo-beneficio de un mayor acceso sigue siendo incierta.

DMT Y AYAHUASCA

Químicamente hablando, la dimetiltriptamina, o DMT, es el más simple de los psicodélicos triptamínicos clásicos, no mucho mayor que el azúcar o la glucosa en la sangre. Es de gran significancia debido a su presencia en el cerebro de los mamíferos. Además, la ayahuasca, el brebaje de Latinoamérica con DMT, está aumentando su popularidad en todo el mundo. Este interés ha llevado al surgimiento del "turismo de ayahuasca" en Latinoamérica a las iglesias que utilizan ayahuasca en occidente, a centros clandestinos de "bienestar" y a la investigación académica de su potencial psicoterapéutico.

HISTORIA Y BOTÁNICA

Los indígenas de Latinoamérica han utilizado rapés y brebajes psicodélicos que contienen DMT durante miles de años[36]. La ayahuasca es una combinación de dos plantas. La planta con DMT más común es la *Psychotria viridis*. Como la DMT es inactiva por vía oral, requiere la inhibición de la enzima que la descompone en el intestino, la monoaminooxidasa o MAO. Mediante una notable hazaña farmacológica, los pueblos indígenas de Latinoamérica descubrieron la eficacia de combinar la planta que contiene DMT con otra que inhibe la MAO, la *Banistereopsis caapi*. La ruda siria — *Peganum harmala* —, que crece en Norteamérica, también contiene los compuestos inhibidores de MAO necesarios para la actividad oral de la DMT. Incluso los medicamentos farmacológicos inhibidores de la MAO que tienen uso para tratar la depresión son efectivos para inhibir la descomposición de la DMT en el intestino, dando lugar a la "farmahuasca".

---

36. DMT no es la única triptamina psicodélica en los rapés, e incluso puede estar ausente. Hay otras dos triptaminas también importantes: la bufotenina y la 5-MeO-DMT.

Aunque las plantas con DMT y las inhibidoras de la MAO normalmente forman la base de la ayahuasca, a veces el brebaje podría no contener DMT. Muchas otras plantas —por ejemplo, el tabaco— juegan un papel, dependiendo de los efectos propuestos.

La ayahuasca tiene diferentes nombres dependiendo del entorno de su uso. Por ejemplo, caapi, daime, huasca y vegetal. Ayahuasca es una palabra quechua que significa "vino del alma" o "vino de los muertos". Esto señala su capacidad para proporcionar acceso a mundos normalmente invisibles e inmateriales.

Los antropólogos y botánicos occidentales conocieron por primera vez la existencia de la ayahuasca y sus propiedades a mitad del siglo XIX, comenzando por el médico y naturalista Richard Spruce. Los estudios de campo de Richard Evans Schultes en los años 1950 reiniciaron el interés en ella, especialmente dentro de la naciente subcultura psicodélica.

Richard Manske, en Canadá, fue el primero en sintetizar DMT en los años treinta, dentro de una serie de nuevas triptaminas, pero no la estudió. Eventualmente, químicos latinoamericanos y estadounidenses aislaron la DMT a partir de plantas psicodélicas. Stephen Szára, psiquiatra y químico húngaro, incapaz de obtener LSD de Sandoz del otro lado de la Cortina de Hierro, descubrió las propiedades psicodélicas de la DMT en una serie de experimentos propios. Al no detectar efectos tras la ingesta de crecientes dosis orales, decidió inyectársela, descubriendo así su psicoactividad.

La DMT permaneció como una droga psicodélica de nicho por algún tiempo: su efecto era corto, intenso y solo activado por inyección. El interés por ella creció de manera significativa, sin embargo, después de su descubrimiento en la orina, el líquido cefalorraquídeo y la sangre de los mamíferos, incluidos los humanos.

El papel de la DMT en las psicosis endógenas—esto es, de ocurrencia natural— constituyó la mayor área de investigación durante la primera oleada de estudios en humanos. Los científicos buscaban determinar si los niveles, formación, descomposición y sensibilidad a la DMT diferían, digamos, entre los pacientes de esquizofrenia y los sujetos sanos. La evidencia que apoyaba un papel para la DMT endógena y las psicosis de ocurrencia natural era aún inconcluyente cuando la CSA (Ley de Sustancias Controladas) restringió la investigación de drogas psicodélicas en humanos. A pesar de los llamamientos de dar un "entierro digno" a la teoría de la psicosis por DMT en los años setenta, esta área permanece siendo de interés para los científicos, especialmente en Europa.

La renovación de la investigación clínica de los psicodélicos en Estados Unidos comenzó con nuestro proyecto de cinco años con DMT en la Universidad de Nuevo México, que empezó en 1990.

QUÍMICA/FARMACOLOGÍA

En las plantas y los animales, el triptófano es el primer paso en la síntesis de la DMT. Las plantas producen su propio triptófano —un aminoácido— pero los mamíferos deben ingerirlo a través de la dieta. Una enzima convierte el triptófano en triptamina, y la adhesión de otros dos grupos metilo a esta triptamina dan como resultado la di-metil-triptamina (dimetiltriptamina o DMT).

Durante años los científicos creyeron que los pulmones producían DMT, pero datos recientes indican que la síntesis se produce en el cerebro, con mínima o ninguna producción en los pulmones. La teoría de la síntesis en la glándula pineal, que propuse en mi libro de 2001, sigue siendo inconcluyente. En 2013 un estudio reportó su presencia en la glándula pineal de roedores, pero un estudio de 2019 sugirió que esa DMT encontrada en la glándula pineal venía del cerebro.

El hecho de que la glándula pineal genere o no DMT no es tan importante como los datos que demuestran que los cerebros de los mamíferos generan este psicodélico en concentraciones similares a otros neurotransmisores bien conocidos como la dopamina y la serotonina. Esto sugiere la existencia de un sistema neurotransmisor de DMT. Además, los niveles de DMT se incrementan en el cerebro del roedor moribundo, especialmente en la corteza visual. Esto apoya la idea de que elevados niveles de DMT endógeno contribuyen a los elementos visuales de las experiencias cercanas a la muerte.

La síntesis de DMT en laboratorio es relativamente simple, pero los productos químicos requeridos están en la "lista vigilada" de la DEA. Por lo tanto, el modo más común de obtener DMT para propósitos no investigativos es extrayéndola de una planta rica en DMT, frecuentemente de la corteza de la raíz de la *Mimosa hostilis*.

La farmacología de la DMT es como la de otros compuestos clásicos. Los receptores A1 y sigma-1 de serotonina también cumplen un papel. Una sustancia no psicodélica análoga a la DMT, la isoDMT, es psicoplastogénica. La DET (dietiltriptamina) y la DPT (dipropiltriptamina) son dos triptaminas de corta actuación que fueron usadas durante la primera ola de investigación con humanos. Aunque ambas son activas por inyección tienen la ventaja de ser activas oralmente, con una duración aproximada de dos horas.

Las sustancias primarias inhibidoras de la MAO en la ayahuasca pertenecen a la familia de compuestos de las betacarbolinas. Estas incluyen la harmina, la harmalina y la tetrahidroharmina. Estos compuestos tienen propiedades psicoactivas por sí mismos y es probable que contribuyan a los efectos colaterales gastrointestinales de la ayahuasca. Sin embargo, su principal contribución es permitir que la DMT se active oralmente. Tomar DMT oralmente unos veinte minutos después de tomar harmina o harmalina puras produce una experiencia de DMT oralmente activa.

La tolerancia psicológica a administraciones frecuentes de DMT no ocurre. No encontramos una disminución en los efectos psicológicos después de administrar una dosis completa cada treinta minutos cuatro veces en una mañana. Además, la DMT tampoco exhibe tolerancia cruzada con otros compuestos clásicos. Es decir, una persona tolerante al LSD o la psilocibina responderá con normalidad a una dosis completa de DMT.

UN DESVÍO A TRAVÉS DE LA ENDO-MATRIZ DE LA DMT

Una de las características más llamativas de todas las experiencias psico-délicas es qué tan real se siente ("más real que lo real"). ¿Significa esto que realmente es más real que la realidad o que simplemente se siente así? La presencia de DMT en el cerebro de mamífero y la posibilidad de que exista un sistema neurotransmisor de DMT señalan hacia una base biológica para nuestro sentido de la realidad.

En el Capítulo 4, "Cómo funcionan los psicodélicos: el cerebro", mencioné que descubrimos el papel de un neurotransmisor al observar los cambios provocados por drogas que modifican la actividad de ese neurotransmisor. En el caso de la serotonina hemos aprendido, gracias a los efectos de los antidepresivos ISRS, que este neurotransmisor está involucrado en el control de impulsos y el estado de ánimo. Igualmente, gracias a los efectos de las drogas que modifican la dopamina, como la anfetamina, sabemos ahora que la dopamina regula la energía y la recompensa. El distintivo del efecto de la DMT, por otro lado, es el sentimiento de que uno está siendo testigo de algo más real que lo real. Hay una convicción de la verdad, del significado, lo que el doctor Freedman llamó "portentosidad". Por lo tanto, es posible imaginar que la DMT podría regular nuestro sentido de la realidad.

Es tentador especular que los niveles de DMT que acompañan a la expe-riencia—interior o exterior— determinan su significado para nosotros. ¿Es quiénes somos—nuestro sentido de nosotros mismos, nuestros objetivos, verdades y valores— simplemente una colección de eventos reforzados por DMT que se juntan de una forma más o menos cohesionada? Si es así, ¿por qué ciertas experiencias incrementan la actividad de la DMT? Podemos pensar que es debido al "estrés", pero es un razonamiento circular. Es decir, si definimos el estrés como aquello que incrementa la función de la DMT, aún debemos comprender por qué ciertas experiencias son "estresantes" y otras no.

Incluso más extravagante es la noción de que todos estamos viviendo una alucinación de DMT, regulada por el mantenimiento de unos niveles normales de DMT en el cerebro. Esto tampoco es del todo descabellado. Lo digo porque no hay relación entre este mundo y el mundo de la DMT. La experiencia en DMT reemplaza completamente la experiencia cotidiana en curso. Está el mundo de la DMT y está este mundo. Los dos parecen existir lado a lado. Si interactúas con el uno o con el otro depende de los niveles de DMT en el cerebro. Uno de nuestros voluntarios que recibió múltiples dosis de DMT durante varios meses describió cómo parecía que el mundo de la DMT progresaba a lo largo de su propio curso del tiempo. Más que entrar en ese mismo "mundo" exacto durante las sesiones de estudio, se sentía como si lo estuviese visitando después de que hubieran transcurrido una o dos semanas allí también.

Entonces, ¿qué es lo que normalmente regula la DMT en nuestro cerebro? Y si los niveles "cotidianos" de DMT endógena son responsables de mantener la realidad cotidiana, ¿cómo podemos asegurar que no estamos viviendo en una simulación de DMT?

Mi respuesta—y no quiero ser simplista— es "no haga nada diferente". En este momento no tenemos modo de saberlo. Hasta que no podamos desactivar la síntesis de DMT y ver qué permanece en nuestra realidad, esto es todo lo que tenemos. Mientras tanto, causa y efecto operan, aparentemente tenemos libertad para decidir esto o aquello; por lo que sugiero seguir haciendo nuestras vidas igual que siempre lo hemos hecho.

DOSIS Y VÍA DE ADMINISTRACIÓN

La DMT es oralmente inactiva, por lo que requiere ser fumada, aspirada o inyectada. Fumar es el método más común, empleando la llamada "base libre" ("*freebase*"), que se vaporiza primero y luego se inhala. Los vapeadores de DMT proveen una experiencia menos fuerte. Cuando se fuma o se inyecta, los efectos comienzan en un par de latidos del corazón, tocando el pico entre dos y diez minutos después, y apenas se nota a los treinta o cuarenta minutos. Los efectos de la ayahuasca comienzan dentro de los primeros treinta a sesenta minutos, llegando al pico dentro de las primeras dos o tres horas y terminando sus efectos en las siguientes tres o cuatro. La base libre de DMT vaporizada es activa entre los 35 y 55 mg. A veces la gente confunde la DMT con la 5-MeO-DMT, la cual es diez veces más potente; así, uno debe estar seguro de no tomar una sobredosis de este último compuesto creyendo que es DMT menos potente.

La cantidad de DMT en la ayahuasca varía considerablemente dependiendo del brebaje específico. Una dosis psicoactiva baja de DMT en ayahuasca es de unos 30 mg; una dosis media, de unos 50 mg; y una dosis alta es de 70 mg o más. Sin embargo, otros estudios han reportado entre 180 y 450 mg de DMT en una "dosis". Además, la ayahuasca puede estar más o menos concentrada, lo que significa que un pequeño volumen del líquido puede contener más DMT que un mayor volumen de un material líquido con menos concentración. Dado que las estimaciones varían tanto, tiene sentido comenzar con una pequeña cantidad de ayahuasca si no se está familiarizado con sus efectos.

EFECTOS Y EFECTOS COLATERALES

Lo primero que uno nota después de fumar o recibir una inyección de DMT es como una "ráfaga", un sentimiento de tensión y aceleración internas. Rápidamente cuando el DMT es fumado, y más gradualmente en el caso de la ayahuasca ingerida, uno pierde la consciencia de su cuerpo y la capacidad de respuesta al mundo exterior. Sin embargo, a diferencia del *K-hole* (sensación de disociación del agujero K) de las dosis altas de intoxicación de ketamina (ver pag. 142), si uno se ve forzado a moverse, puede hacerlo. Una vez establecida, la experiencia en DMT es altamente visual con los ojos abiertos y, especialmente, con los ojos cerrados. Patrones visuales caleidoscópicos que se arremolinan rápidamente, intensamente saturados y coloreados pueden fusionarse en objetos más o menos reconocibles; por ejemplo, "seres" humanoides parecidos a insectos mecánicos o botánicos. La DMT parece producir "contacto" con seres más a menudo que otros psicodélicos clásicos. Estas "entidades" son conscientes de nosotros y hay lugar a una interacción mutua. Pueden ser benignos o malévolos, y a menudo se comunican con nosotros verbalmente, aunque normalmente por telepatía, de "mente a mente", más que escuchando una voz audible.

La DMT fumada produce un fuerte aumento en la presión sanguínea y el ritmo cardíaco, por lo que quienes tengan una afección cardiaca deberían evitar esta vía de administración. La ayahuasca también incrementa la presión sanguínea y el ritmo cardíaco, pero no tan poderosamente. Además, las náuseas provocadas por el brebaje pueden llevar a un descenso del ritmo cardíaco y la presión sanguínea. Otro nombre para la ayahuasca es "la purga", siendo los vómitos y la diarrea comunes incluso en aquellos que la utilizan con regularidad.

Estudios en usuarios de larga duración de ayahuasca—generalmente en el entorno de las organizaciones religiosas de la ayahuasca— proporcionan datos tranquilizadores sobre los efectos a largo plazo del uso regular: de tres a cinco veces al mes durante décadas. La salud y el bienestar, general y psiquiátrico, son iguales o mejores en estos sujetos que en los del control del estudio. No hay evidencias de daños cerebrales; de hecho, los resultados de los tests neuropsicológicos son a menudo mejores que los de los sujetos de control. Ya he mencionado un estudio que demostró un grosor aumentado en ciertas partes de la corteza cerebral en usuarios de largo plazo, consistente con un efecto psicoplastogénico.

Al igual que la psilocibina, la ayahuasca produce un rápido beneficio en pacientes con depresión y ansiedad. La DMT ha comenzado a ver uso como antidepresivo, y estudios adicionales están determinando sus potenciales beneficios en el tratamiento de accidentes cerebrovasculares agudos y la aceleración de su recuperación funcional.

CONSIDERACIONES LEGALES

La DMT pura es una droga de Clasificación I. Sin embargo, el uso de ayahuasca en los Estados Unidos por dos iglesias con sede en Brasil es legal. El Tribunal Supremo de los Estados Unidos falló por unanimidad en 2006 para proteger el uso religioso de la ayahuasca por una de estas iglesias, la UDV[37]. Varios años más tarde, los tribunales federales garantizaron similarmente una excepción para la ayahuasca en otra iglesia, el Santo Daime[38].

"EL SAPO": 5-METOXI-DMT (5-MEO-DMT)

El compuesto 5-metoxi-DMT se produce en muchas plantas de Latinoamérica, especialmente en aquellas que se usan en rapés psicodélicos. Dos de ellas son la *Anadenanthera colubrina* y la *Anadenanthera peregrina*. *Cebil* y *vilca* son nombres indígenas para los rapés que vienen de la primera planta, mientras que *yopo* y *parica* son aquellos que se dan a la segunda. Además, el sapo del desierto de Sonora, o del río Colorado, produce un veneno en sus glándulas parótidas rico en 5-MeO-DMT. Hasta hace poco el nombre para este sapo era *Bufo alvarius*, pero cambios en la clasificación ahora lo identifican como *Incilius alvarius*. Como los viejos hábitos se resisten a morir, seguimos refiriéndonos a este sapo como "bufo". Ambos rapés psicodélicos, así como el veneno del sapo, son también ricos en bufotenina.

HISTORIA

Aunque la evidencia arqueológica sugiere que el uso del veneno de sapo en la cultura mesoamericana data de más de tres mil años, este es menos evidente que la importancia de los rapés psicodélicos en estas culturas. Los curanderos tradicionales en Latinoamérica continúan utilizando el

---

37. En portugués: União do Vegetal, "La Unión de las Plantas".
38. "Daime Sagrado". En portugués, daime significa "dame".

veneno del sapo, pero el alcance de su uso por parte de los indígenas es desconocido.

Durante años, la 5-MeO-DMT fue un compuesto bastante desconocido. Sin embargo, el aumento de su uso y las amenazas que supone para el sapo han elevado considerablemente su visibilidad. La síntesis de 5-MeO-DMT en laboratorio no es difícil y ofrece una alternativa fiable al "ordeñado de sapo". Es como la sobrecosecha del peyote de la mezcalina, al que se opone un movimiento comparable para promover el uso de mezcalina sintética.

Químicos japoneses sintetizaron 5-MeO-DMT en los años treinta, y documentos de los años cincuenta describían su presencia en la piel del bufo. Sin embargo, no fue sino hasta 1983 cuando comenzó la era moderna de la 5-MeO-DMT y el sapo cuando Albert Most publicó su folleto *Bufo alvarius: El sapo psicodélico del desierto de Sonora*. Nueve años después, siguiendo los hallazgos de Most, Wade Davis y Andrew Weil publicaron un documento describiendo los efectos de la autoadministración del veneno fumado.

La bufotenina se encuentra tanto en el veneno de sapo como en los rapés psicodélicos. Hubo investigación clínica con este compuesto en los años cincuenta. Luego de una inyección intravenosa, sus efectos psicodélicos eran ambiguos, pero los efectos colaterales cardiovasculares eran significativos. Datos más recientes sugieren menores efectos psicodélicos en las vías fumada o aspirada que en la inyectada.

QUÍMICA/FARMACOLOGÍA

A diferencia de otros psicodélicos triptamínicos clásicos, la 5-MeO-DMT es más activa en el sitio 1A de la serotonina que en el 2A. Tanto la bufotenina como la 5-MeO-DMT parecen ser endógenas en los humanos y demás mamíferos. Sin embargo, los detalles y localización específicos de su síntesis no se entienden tan bien como en el caso de la DMT. La 5-MeO-DMT, como otros psicodélicos triptamínicos, es psicoplastogénica.

Las secreciones de la glándula parótida del bufo pueden contener entre un 5 y un 15 % de 5-MeO-DMT en peso seco, además de otros compuestos de variadas psicoactividad y toxicidad. Asumiendo un 10 % de 5-MeO-DMT en peso seco, 100 mg de veneno podrían proporcionar una dosis de 10 mg de 5-MeO-DMT.

Sabemos menos sobre la tolerancia a administraciones repetidas y seguidas de 5-MeO-DMT que el caso de la DMT. En animales, se presenta tolerancia a algunos efectos de la droga, pero no a otros. Un informe en gatos sugería sensibilización, o sea, mayores respuestas a la misma dosis cuando esta se repetía.

DOSIS Y VÍAS DE ADMINISTRACIÓN

La gente se administra el veneno de sapo por la vía fumada, y la 5-MeO-DMT pura, fumando la base libre o aspirando una sal soluble en agua. La droga pura aspirada es activa entre 3 y 5 mg, mientras que una dosis completa sería de 10 a 20 mg. La 5-MeO-DMT pura vaporizada e inhalada es activa entre 1 y 2 mg, siendo entre 5 y 10 mg una dosis media y una dosis alta entre 10 y 20 mg. Recuerde que estas dosis son de cinco a diez veces menores que las de DMT, y que hay que tener cuidado de distinguir entre las dos para no sufrir una sobredosis del compuesto más potente. No es infrecuente que la gente crea que lo que están fumando es DMT cuando, en realidad, es 5-MeO-DMT.

El curso del tiempo de la 5-MeO-DMT pura es como el de la DMT. La droga fumada comienza a funcionar en unos pocos latidos de corazón, alcanzando el pico entre 2 a 6 minutos y resolviéndose a los 30 o 45 minutos. Los vapeadores de 5-MeO-DMT proporcionan un régimen de dosificación más fácil de controlar, como los de DMT. Aspirada, los efectos de la 5-MeO-DMT vienen a los 2 minutos, tocan su pico a los 10 o 12 minutos, y se resuelven en una hora.

El único laboratorio de investigación de 5-MeO-DMT que conozco utilizaba el compuesto vaporizado e inhalado, y no hubo efectos en la presión sanguínea ni en el ritmo cardíaco. Esto es sorprendente, puesto que yo esperaría que en la mayoría de los casos la sola reacción psicológica elevaría estos parámetros. Sin más datos de investigación, parece prudente evitar consumir 5-MeO-DMT si se sufre de una enfermedad cardíaca.

No hay estudios clínicos controlados que utilicen 5-MeO-DMT para trastornos psiquiátricos.

EFECTOS Y EFECTOS COLATERALES

Los efectos subjetivos de la 5-MeO-DMT normalmente difieren de los de DMT. El estado en DMT está lleno tanto de contenido —especialmente, visiones— como del mantenimiento de la propia personalidad con la que uno interactúa en ese contenido. Además, el tiempo y el espacio continúan, si bien en una forma altamente modificada. Por otro lado, la experiencia con 5-MeO-DMT se caracteriza por la "disolución del ego", la "luz blanca" y una ausencia de experiencias normales de tiempo y espacio. Esta experiencia de descomposición del sentido de uno mismo y de fundirse con toda la existencia, aunque deseable para algunos, puede ser traumática para otros; especialmente, debido a una sobredosis inadvertida y/o a una pobre preparación. No es extraña una completa amnesia de la experiencia, durante la cual uno ha podido gritar, agitar las piernas, cantar o bailar. Por lo tanto, es particularmente importante tener a un "cuidador" sobrio cuando utilicemos esta sustancia.

La "aniquilación del ego" puede ser responsable de la mayor frecuencia de *flashbacks* luego del uso de 5-MeO-DMT. Un estudio indicó que casi el 70 % de los fumadores de 5-MeO-DMT reportaba estas "reactivaciones" o *flashbacks*. Esos síntomas son recurrencias no deseadas de ciertos elementos de una experiencia psicodélica anterior, y algunos los consideran placenteros. Para otros, sin embargo, son bastante desagradables, manifestándose como ataques de pánico intensos, a veces en mitad de la noche.

Pueden tardar en resolverse y son difíciles de tratar. Aunque algunos sugieren "volver a subir al caballo ahí mismo"—es decir, fumar la sustancia de nuevo—, yo no lo recomiendo.

CONSIDERACIONES LEGALES

La droga pura 5-MeO-DMT es una sustancia de Clasificación I en los Estados Unidos. Las leyes estatales varían con respecto a la posesión del sapo bufo y/o sus secreciones, pero casi todos consideran ilegal recolectar este sapo y/o su veneno con la intención de utilizarlos como psicodélico. Además, transportar el sapo atravesando las líneas de fronteras estatales es ilegal. Varios estados han etiquetado el sapo como amenazado o en peligro de extinción debido a la creciente popularidad de su veneno.

IBOGAÍNA

La ibogaína es una triptamina psicodélica con una estructura química y far-macológica más compleja que las clásicas triptaminas como la psilocibina y la DMT. También posee propiedades únicas antiadictivas. La ibogaína es el alcaloide psicoactivo principal de varias especies de arbustos y árboles *Tabernanthe* de África Central. El más conocido de ellos es la *Tabernanthe iboga*.

HISTORIA

Es posible que los pigmeos fuesen los primeros en descubrir los efectos psicoactivos de la iboga. La religión *bwiti* de Gabón utiliza actualmente la planta en sus ceremonias religiosas. La primera experiencia iniciática dura a veces días, implica dosis masivas de corteza de la raíz y puede, aunque rara vez, dar como resultado la muerte. Después de completar la iniciación *bwiti*, los acólitos toman dosis menores en ceremonias regulares.

Los botánicos describieron la iboga por primera vez en la década de 1890. Los químicos la aislaron a comienzos del siglo XX, pero la síntesis de la ibogaína no llegó sino hasta los años sesenta. Los franceses—quienes habían colonizado Gabón— comercializaron un extracto de iboga que encontró uso como estimulante desde comienzos del siglo XX y hasta su mitad. Las dosificaciones iban desde los 8 a los 30 mg.

En los años sesenta, el adicto a la heroína Howard Lotsof tomó ibogaína por sus efectos psicodélicos y, por casualidad, descubrió su capacidad para reducir notablemente—y en ocasiones, abolir completamente— los síntomas de la abstinencia y las subsecuentes ansias. Una extensa red clandestina de terapeutas comenzó a utilizar la ibogaína para tratar adicciones: de cocaína, anfetamina y metanfetamina, alcohol, opiáceos y tabaco. Los estudios con dosis bajas de ibogaína comenzaron en la Universidad de Miami a comienzos de los años noventa. Sin embargo, la FDA terminó con esta investigación debido a la preocupación sobre la toxicidad cardiovascular y neurológica de esta droga. No obstante, hay actualmente clínicas de ibogaína en varios países y se anuncian ampliamente en internet.

Miles de pacientes han recibido ibogaína para el tratamiento de trastornos por el uso de opiáceos u otras sustancias, pero hasta el momento no ha habido ensayos clínicos adecuados y bien controlados. Estos estudios, que no son de referencia, han sido uniformemente positivos, y sugieren una rápida resolución de los síndromes de abstinencia, reduciendo las ansias y extendiendo la abstinencia.

QUÍMICA Y FARMACOLOGÍA

La ibogaína y la noribogaína—su principal metabolito psicoactivo— son farmacológicamente complejas. Interactúan con otros receptores además de los tipos 2A y 1A de la serotonina. El centro receptor del opioide kappa es importante en el mecanismo de acción de la ibogaína; y es de interés que la salvinorina A, de la que hablaré en el Capítulo 10, también interactúa enérgicamente con este centro. La ibogaína y la noribogaína también modifican la actividad de los receptores del opioide mu (al cual se enlazan los opiáceos tradicionales como la morfina), así como de los mecanismos de recaptación de serotonina y los receptores NMDA. Este último centro es el principal sobre el que actúa la ketamina.

En animales de laboratorio, la ibogaína reduce la autoadministración de opiáceos, así como su síndrome de abstinencia. También bloquea la autoadministración de alcohol, cocaína y nicotina. Los efectos psicoplastogénicos de la ibogaína implican factores de crecimiento del cerebro, como en el caso de los compuestos clásicos. Un análogo no psicodélico de la ibogaína, el TGB, es también psicoplastogénico y demuestra eficacia en modelos animales de depresión, ansiedad y adicción.

El tiempo que la ibogaína permanece en la sangre es significantemente menor que el de la noribogaína, de dos a seis horas, en comparación con veinticuatro a treinta horas. Ya que los efectos cardiovasculares aparecen en las últimas etapas de la intoxicación, es probable que el metabolito sea más tóxico para el corazón que su compuesto de origen.

Los primeros reportes sobre la toxicidad de la ibogaína en monos, en particular en el cerebelo—un área cerebral cerca de la parte posterior de la cabeza, responsable los movimientos coordinados— activaron las alarmas entre los reguladores federales[39]. Estos datos, junto con los reportes de muertes relacionadas con la ibogaína en entornos no controlados, llevaron a la FDA a acabar con los estudios clínicos con esta sustancia. Una investigación posterior demostró una carencia de neurotoxicidad, y es probable que fuesen dosis muy elevadas de la droga y/o especies diferentes lo que contribuyó a aquellos alarmantes datos originales.

DOSIS Y VÍA DE ADMINISTRACIÓN

La gente toma ibogaína oralmente. Los reportes publicados por los estudios de la ibogaína en humanos sufren de incertidumbre respecto a la dosis de la droga debido a las enormes variaciones que se dan en las concentraciones

---

39. Resulta interesante que el cerebelo también regula los comportamientos repetitivos, lo cual puede ser pertinente a sus efectos antiadictivos.

de ibogaína en la corteza de raíz de la iboga. Por ejemplo, hay documentos que describen concentraciones del 0.6 al 11 %, del 7 %, del 8 al 30 % y del 74 %. Por lo tanto, es mucho más fácil y seguro calcular las dosis utilizando ibogaína pura sintética.

En la clínica, los pacientes dependientes de los opiáceos y/o la cocaína reciben entre 5 y 30 mg/kg de ibogaína pura (una dosis elevada está en el rango de 12 mg/kg en adelante). En algunos entornos hay pacientes que reciben dosis más bajas de ibogaína, gradualmente incrementadas, repartidas en varios días. Se reporta que esto produce menos efectos colaterales.

EFECTOS Y EFECTOS COLATERALES

El comienzo de los efectos es relativamente lento, entre dos y tres horas; y pueden durar hasta veinticuatro. Hay un típico estado psicodélico que predomina durante las primeras seis horas aproximadamente y se corresponde con altas concentraciones de ibogaína en la sangre. Estos niveles bajan rápidamente y entonces suben los de la noribogaína. Esta permanece en la sangre por al menos otras doce o veinticuatro horas. Los efectos de este último compuesto son los que más probablemente median en la reducción del síndrome de abstinencia y las ansias que siguen a la primera parte psicodélica de la experiencia. La resolución de todos los efectos es lenta, y hay un prolongado crepúsculo cuyos rescoldos a menudo pueden durar semanas.

La ibogaína causa ataxia, inestabilidad al caminar. Esto puede ser reflejo de sus efectos en el cerebelo. Es recomendable permanecer sentado o acostado a lo largo de la experiencia. Al levantarse para ir al baño, por ejemplo, asegúrese de que alguien le ayude. Náuseas y vómitos pueden ocurrir más a menudo que con otros compuestos.

Los efectos cardiovasculares de la ibogaína—probablemente relacionados con la noribogaína— se deben a que prolonga el "intervalo QT", un proceso eléctrico que regula el ritmo cardíaco. Un intervalo QT anormal puede provocar una caída peligrosa del ritmo cardíaco, arritmias y muerte. Es probable que los bajos niveles de potasio y magnesio sean lo que contribuye a la toxicidad cardíaca de la ibogaína, lo que apunta a la necesidad de seguir un cuidadoso tamizaje y monitoreo médico cuando se utilice la ibogaína en protocolos de desintoxicación. Así, no es sorprendente que todas las muertes relacionadas con la ibogaína hayan ocurrido en entornos no médicos.

MUERTES

Hemos sabido de unas tres docenas de muertes relacionadas con la ibogaína. El mayor estudio realizado hasta la fecha, de doscientos pacientes bajo cuidadosa supervisión médica, no reportó efectos adversos serios ni víctimas mortales. En los casos de fatalidades, diferentes factores de complicación fueron los más probablemente implicados: la cuestionable pureza de la droga, dosis muy grandes, mala salud de los pacientes y la presencia de drogas que pudieron interferir con el metabolismo de la ibogaína o, por sí mismas, producir anormalidades en el ritmo cardiaco. Además, el metabolismo de la ibogaína es variable dentro de la población general, algunos individuos la metabolizan mucho más lentamente que otros, llevando a incrementos peligrosos en la concentración del compuesto original y/o el metabolito.

CONSIDERACIONES LEGALES

La ibogaína—no la planta de la iboga— está considerada como una droga de Clasificación I en Estados Unidos y otros países. Las clínicas de ibogaína operan dentro de un "área gris" legal, por ejemplo, en México, Canadá y Europa. La exportación de la planta desde Gabón es ilegal.

CAPÍTULO 8

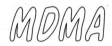

MDMA se refiere a la 3,4-metilendioximetanfetamina. El término "empatógeno" o "entactógeno" indica su constelación única de efectos psicológicos. Estos difieren de los compuestos clásicos en que las alteraciones perceptuales y del sentido normal de uno mismo son significantemente menos pronunciadas en la MDMA que sus propiedades emotivas.

La MDMA es una fenetilamina, una familia de compuestos a la que pertenecen la mezcalina psicodélica y las anfetaminas no psicodélicas. Su nombre popular es "éxtasis". "Molly" también se refiere a la MDMA, pero es un término que también se puede aplicar a sustancias que contienen compuestos adicionales que no sean MDMA o incluso no tener MDMA en absoluto[40].

La compañía farmacéutica alemana Merck sintetizó MDMA en la década de 1910 como un agente para interrumpir el sangrado anormal, pero nunca vio uso médico. La MDMA languideció hasta que Alexander Shulgin la sintetizó de nuevo en los años setenta y describió sus efectos psicológicos. Shulgin la compartió con el psicólogo psicodélico Leo Zeff. Poco después, Leo empezó a emplearla como complemento a la psicoterapia individual y en grupo y formó a muchos terapeutas en su uso. Más adelante, en los años setenta, la MDMA se hizo popular como droga de fiesta en los centros urbanos y como complemento para la psicoterapia en la clandestinidad psicodélica.

---

40. Por ejemplo, ketamina, "sales de baño", anfetaminas, cafeína, opioides, efedrina y LSD.

El creciente uso de la MDMA y sus efectos neurotóxicos incitaron a la DEA a realizar una clasificación de emergencia a mitad de los años ochenta. Los intentos de revocar esta decisión por parte de una red de científicos, académicos y terapeutas que utilizaban la MDMA atrajeron la atención de los medios de comunicación, lo que a su vez supuso un incremento masivo de la popularidad de esta droga, que no afectó su colocación permanente como droga de Clasificación I.

La FDA ha otorgado un estatus de "avanzada" para la MDMA en el tratamiento de trastornos de estrés postraumático. Además, reportes preliminares sugieren eficacia en el tratamiento de la ansiedad social en adultos en el espectro de autismo, así como con alcoholismo.

PSICOFARMACOLOGÍA

Los efectos agudos de la MDMA se deben a la liberación de dopamina, serotonina y norepinefrina provenientes de las células nerviosas presinápticas, así como a una reducida recaptación de estos neurotransmisores. Las elevaciones de la hormona prosocial oxitocina inducidas por la MDMA pueden también contribuir a sus propiedades psicológicas únicas. Los efectos en la amígdala, un centro neuronal implicado en el miedo, pueden mediar en la capacidad de la MDMA de ayudar a alguien a enfrentar sus emociones negativas. Por ejemplo, la amígdala reacciona menos fuertemente a las imágenes amenazantes y más fuertemente a las positivas bajo la influencia de la MDMA. Esto puede explicar cómo la MDMA permite la recuperación y el procesamiento de recuerdos temerosos con menos miedo. Además, la MDMA reduce la percepción de la amenaza y/o incrementa la relevancia de la recompensa y las interacciones sociales.

DOSIS Y VÍAS DE ADMINISTRACIÓN

La mayoría de la gente toma MDMA oralmente. Los usuarios recreacionales suelen aspirarla, lo que lleva a un despegue más rápido, un pico más intenso y una duración más corta. El rango de las dosis orales típicas está entre 80 y 150 mg. Frecuentemente la gente toma un "refuerzo", normalmente una mitad de la dosis original, a los 90-150 minutos luego de la dosis inicial. Esto prolonga el estado alterado y proporciona una resolución más gradual de los efectos. La respuesta a una administración oral comienza entre 30 y 45 minutos, llega al pico desde los 90 minutos a las 3 horas y, en su mayoría, termina a las 5 o 6 horas, pero puede extenderse hasta 8 horas si se utiliza el refuerzo. Es importante no continuar reforzando, tanto en entornos de terapia como no médicos, porque aquí es donde los efectos colaterales empiezan a predominar sobre los placenteros.

EFECTOS Y EFECTOS COLATERALES

Las propiedades de la MDMA son primordialmente emocionales y físicas. Uno puede sentirse más abierto, eufórico, sexual o mentalmente excitado, aceptante, sin miedo, relajado y con la mente clara. Hay una magnificación de sensaciones y un deseo de intensificarlas bailando, hablando o tocando. La gente experimenta una sociabilidad aumentada y una cercanía con los demás, además de una mayor confianza en uno mismo, calidez interpersonal y empatía.

Los efectos visuales son modestos. Puede haber brillos o luces, y chispas en el aire. Parte de esto es debido a que la MDMA agranda el diámetro de la pupila. Alguna gente usa dosis bajas como ayuda para estudiar, crear o meditar, como el uso de las anfetaminas o el metilfenidato.

Al igual que con otros psicodélicos, los efectos dependen de la actitud y el entorno. Mientras los entornos individuales o de pequeños grupos pueden promover la relajación y mejorar la comunicación, las grandes salas de baile pueden llevar a incrementar la actividad y un estado de ensimismamiento.

Hay usuarios que pueden tomar otras drogas junto con la MDMA; por ejemplo, combinar MDMA con LSD –el *candy flipping*– reduce la ansiedad que puede venir de consumir LSD sin reducir sus otros efectos. Otras drogas incluyen la ketamina, los hongos y el 2C-B, una fenetilamina con más propiedades psicodélicas que la MDMA, pero menos que la mezcalina.

Los efectos colaterales agudos comunes de las dosis típicas incluyen visión doble y borrosa, por las pupilas dilatadas y/o nistagmo, movimientos horizontales o verticales del ojo rápidos e incontrolados. Además, se puede experimentar inquietud, rechinar de dientes, temperatura elevada, calambres musculares, escalofríos, ritmo cardíaco acelerado, mayor presión sanguínea, náuseas y vómitos, insomnio, disfunción eréctil y sudoración. Puede sobrevenir la muerte por hipertermia debido al sobrecalentamiento y la deshidratación, especialmente en entornos cálidos y llenos de gente como en un club. Beber solo agua sin reemplazar los electrolitos puede causar bajos niveles de sodio, lo que puede llevar a sufrir convulsiones.

En los días siguientes a la toma de MDMA algunos describen sentirse tristes, irritables, impulsivos, enfadados, incapaces de sentir placer, deprimidos o ansiosos. Pueden experimentar mala concentración, tener dificultades para dormir o pensar, un menor apetito y un menor impulso y/o funcionalidad sexuales.

TOLERANCIA Y ADICCIÓN

No estoy al tanto de estudios de investigación clínica que se hayan concentrado en la tolerancia a la MDMA en humanos. Así, dependemos de los datos que los investigadores acopian "sobre el terreno", donde tienen poco control sobre factores cruciales como la pureza y las dosis de MDMA que toma la gente. Sin embargo, estos datos no controlados apuntan a una tolerancia a los efectos psicológicos de la MDMA tras un uso regular intenso. Esto significa que, para lograr los mismos efectos psicológicos deseables, uno debe tomar una dosis cada vez mayor. Mientras que los efectos psicológicos disminuyen con el uso regular, los efectos cardiovasculares y sobre la temperatura no, y esto aumenta el riesgo de que surjan problemas médicos debido a las dosis cada vez mayores. Además, reportes anecdóticos frecuentemente reportan que uno nunca siente los mismos efectos después de la primera experiencia con MDMA, incluso con un uso limitado e infrecuente.

No está claro si ocurre una "adicción" a la MDMA con un síndrome de abstinencia físico característico como el de los opiáceos o el alcohol. Sin embargo, el síndrome de abstinencia psicológica ocurre entre los usuarios recreativos; y cuanto más lo utilizan mayores son los síntomas. Estos incluyen anhelo de la droga, cansancio, menor apetito, bajo estado de ánimo, disfunción sexual, depresión y mala concentración.

Un potencial efecto colateral único de la MDMA es el "síndrome de la serotonina", que resulta de un nivel tóxico de serotonina en la sinapsis estimulada por la MDMA. Síntomas leves son agitación, temblores, escalofríos, diarrea, incremento de la presión sanguínea y de las pulsaciones, así como inestabilidad. En casos severos se observan subidas de la temperatura corporal, rigidez muscular, confusión, convulsiones y coma. Algunos casos son mortales.

No se han dado casos del síndrome de la serotonina en ningún ensayo clínico. Más bien, esto ocurre cuando la gente toma MDMA en combinación con otras drogas activadoras de la serotonina. Esto incluye las anfetaminas, opioides (especialmente el tramadol), cocaína, antidepresivos ISRS e IRSN[41], antihistamínicos, antipsicóticos atípicos, inhibidores de MAO recetados y el antibiótico linezolid.

---

41. Inhibidores de recaptación de serotonina y norepinefrina. Los más conocidos son la duloxetina y la venlafaxina.

NEUROTOXICIDAD

Los efectos neurotóxicos o dañinos para el cerebro de la MDMA han hecho que su uso sea perseguido desde mediados de los años ochenta. Muchos defensores del uso de la MDMA, especialmente como trata-miento adjunto para la psicoterapia, minimizan estos efectos. Se refieren a pacientes que toman dosis "no tóxicas"; a la inconsistencia de los resultados de los estudios de imágenes del cerebro; a la MDMA impura, adulterada o falsificada; y aún si estas anormalidades existen, se normalizan con una abstinencia prolongada; las diferencias entre la sensibilidad de humanos y no humanos a la droga; y el entorno incontrolado de su uso. Sin embargo, la neurotoxicidad de la MDMA no es un tema trivial, y es una consideración importante a la hora de decidir si tomar MDMA, en qué entorno, cuánto y con qué regularidad.

Al tomar esta decisión, tenga en cuenta la noción de la razón riesgo-be-neficio. ¿Cuáles son los beneficios potenciales en relación con los riesgos potenciales? En casos de trastornos graves de estrés postraumático para los que otros tratamientos no han ayudado y para los que la evidencia señala que dos o tres sesiones psicoterapéuticas extra con MDMA proveen bene-ficios significativos, esta razón es favorable. Por otra parte, un uso intensivo recreacional todos los fines de semana, en combinación con alcohol y otras drogas en un ambiente sobrecalentado—un bar, una fiesta en una casa, o una discoteca— conlleva mayor riesgo que beneficio. Entre ambos se encuentra el uso regular e infrecuente—digamos, mensual o unas veces al año— para propósitos creativos, psicoterapéuticos, de intimidad de la pareja o espirituales.

La neurotoxicidad a largo plazo está relacionada con los mismos meca-nismos responsables de sus efectos psicológicos agudos. Es decir, luego de una liberación de neurotransmisores y su bloqueo de recaptación inducidos por MDMA consumida en exceso o con demasiada frecuencia, las termina-ciones nerviosas correspondientes mueren. Un descubrimiento frecuente es el deterioro de la síntesis de serotonina y su recaptación, lo cual puede reflejar daños en las neuronas que contienen serotonina. Los datos para la dopamina y la norepinefrina son menos consistentes. La conversión de MDMA administrada oralmente a MDA (3,4-metilendioxianfetamina) puede ser la mayor responsable de estos efectos neurotóxicos. Si se inyecta MDMA directamente en el cerebro—lo que pasa por alto la producción de MDA— entonces hay menos neurotoxicidad[42]. Tanto las imágenes neurológicas/cerebrales como los déficits clínicos pueden mejorar con una abstinencia de largo plazo.

Ya que hemos hablado de la neurotoxicidad, permítanme abordar el rumor de que la MDMA "drena el líquido cefalorraquídeo" de sus usuarios. La MDMA no reduce la cantidad de líquido cefalorraquídeo del sistema nervioso. Más bien, eran los científicos que realizaban punciones lumbares en los sujetos de investigación—para medir los niveles de varios neurotransmisores— quienes "drenaban" el líquido cefalorraquídeo. Además, la cantidad de fluido implicada era minúscula.

CONSIDERACIONES LEGALES

La MDMA es una droga de Clasificación I.

RESUMEN

En este manual no trato los efectos adversos de ninguna droga con tanto detalle como lo hago con la MDMA. La línea divisoria entre la "cantidad correcta" y "demasiada" de MDMA es borrosa. Mis conclusiones sobre la MDMA son las siguientes: para aquellos interesados en las drogas psicodélicas, pero que teman sea una experiencia demasiado intensa, desorientadora o desestabilizadora con los compuestos clásicos, la MDMA puede servir como una entrada más suave a estos estados alterados.

---

42. El desarrollo de compuestos tipo MDMA que no se convierten en MDA pueden poseer un perfil mucho más seguro que la MDMA.

Además, la MDMA tiene propiedades terapéuticas únicas. Sin embargo, me pregunto si pequeñas dosis de los compuestos clásicos podrían ser igual de efectivas. Por ejemplo, en nuestro trabajo con DMT descubrimos que la cantidad de vasopresina en la sangre crecía a niveles extremadamente altos durante la administración de la droga. La vasopresina está cercanamente relacionada con la oxitocina, la hormona prosocial que media en la empatía y la cercanía emocional resultante de la MDMA. Desafortunadamente, los investigadores no han comparado sistemáticamente los efectos psicológicos de la MDMA con dosis bajas de compuestos clásicos no neurotóxicos. Si pequeñas dosis de las drogas clásicas fueran similarmente efectivas, su uso no suscitaría preocupación alguna acerca de la neurotoxicidad.

Probablemente sea seguro tomar MDMA pura en dosis pequeñas o moderadas un puñado de veces en la vida, incluso quizás solo una vez. Sin embargo, el uso regular, frecuente e intensivo solo sirve para buscar problemas.

CAPÍTULO 9

KETAMINA

La ketamina es el primer psicodélico legalmente aprobado para uso clínico. Específicamente, como farmacoterapia de complemento para depresiones resistentes al tratamiento. Sin embargo, no es un psicodélico clásico como el LSD o la psilocibina. Sus efectos subjetivos son similares a los de los compuestos clásicos, pero su farmacología difiere, y sus riesgos psicológicos y físicos son mayores que los de las drogas clásicas.

Otros nombres para la ketamina incluyen "K", "Special K" y el nombre comercial Ketalar. En España, en el ámbito clandestino, se la llama por su abreviación "Keta". La ketamina es una droga sintética y pertenece a la clase de las arilciclohexilaminas. Los investigadores desarrollaron la ketamina en los años sesenta como una alternativa al PCP o fenciclidina ("polvo de ángel"), que era un anestésico efectivo, pero rápidamente se convirtió en una droga de abuso. Los químicos de Parke-Davis (hoy parte de Pfizer) perseveraron y, tras hacer modificaciones moleculares mínimas, descubrieron la ketamina.

Vi numerosos casos de intoxicación por PCP cuando trabajaba en las emergencias del hospital del Condado de Sacramento en los años setenta. Las personas bajo su influencia quedaban confusas, paranoicas y, debido a sus efectos de bloqueo del dolor, mostraban una fuerza sobrehumana. Sabíamos que algunos pacientes habían tomado PCP cuando hacían falta al menos cuatro oficiales de policía fornidos—uno para cada miembro del cuerpo— para inmovilizarlos en la camilla y atarlos. Las convulsiones y la toxicidad cardíaca a veces llevaban al coma y a la muerte. La ketamina era mucho más segura que el PCP y vio uso por primera vez en situaciones de combate durante la Guerra de Vietnam.

La ketamina es útil en las anestesias porque no baja la presión sanguínea ni reduce el impulso respiratorio. La ketamina sigue siendo un agente anestésico popular por sus intensos efectos supresores del dolor, así como sus efectos inmovilizadores. Estas son propiedades valiosas para trabajar con niños en las unidades de quemados. Estas características hicieron de ella un popular anestésico. Es efectiva para dolores agudos y también para el tratamiento de dolores crónicos, igual que los opiáceos, pero menos propensa al abuso.

En dosis subanestésicas la ketamina causa "fenómenos de emergencia" que asemejan los efectos subjetivos de los psicodélicos clásicos. Su uso en psiquiatría comenzó en el año 2000 cuando los investigadores de Yale descubrieron los efectos antidepresivos de las dosis psicodélicas de ketamina. La investigación sobre sus propiedades antidepresivas continúa.

FARMACOLOGÍA

La ketamina y su metabolito más importante, la HNK (hidroxinorketamina), ejercen sus efectos bloqueando los receptores de N-metil-D-aspartato (NMDA). Estos receptores son el principal objetivo del neurotransmisor glutamato, que difiere de los psicodélicos clásicos en donde la serotonina juega el papel dominante. La ketamina y la HNK también estimulan la neuroplasticidad y la neurogénesis. Además, la ruta de la proteína mTOR ("objetivo mecanicista de la rapamicina"[43]) es importante en la acción antidepresora de la ketamina, como lo es el receptor sigma-1.

Los datos relativos a los efectos de la ketamina en la conectividad funcional son inconsistentes, pero generalmente son como los que vemos con las

---

43. La enzima mTOR regula numerosos procesos y estructuras, incluidos los efectos de la insulina.

drogas clásicas. Entre estos se incluyen aumentos en la entropía cerebral y la conectividad global, así como una reducción en la actividad de arriba abajo y un aumento en la de abajo arriba.

Los efectos psicoplastogénicos de la ketamina comienzan rápidamente en modelos animales dentro de los primeros sesenta a noventa minutos tras la exposición. Sin embargo, aunque continúan por unas dos semanas, no duran tanto como los de los psicodélicos clásicos.

El traslapamiento entre los síntomas de la esquizofrenia y el estado "psicodélico" subanestésico de la ketamina ha llevado a estudios similares a los que investigaban la relación entre los psicodélicos clásicos y la psicosis. En voluntarios normales, la ketamina produce síntomas "negativos" de esquizofrenia tales como letargo, capacidad emocional reducida y habla limitada. Los psicodélicos clásicos, por otro lado, producen síntomas "positivos" como paranoia, delirios y alucinaciones. Administrar ketamina a pacientes esquizofrénicos empeora tanto los síntomas positivos como los negativos. Este tipo de investigación puede llevar a nuevos tratamientos para la psicosis que se dirijan a los mecanismos de los receptores que median el estado alterado inducido por la ketamina. Esto es similar a cómo la relación entre LSD y la psicosis nos ayudó a desarrollar nuevos medicamentos antipsicóticos. Es decir, los fármacos que bloquean los efectos del LSD tienen eficacia contra la psicosis. Del mismo modo, desarrollar drogas que bloqueen los efectos "psicotomiméticos" de la ketamina podrá lograr que sean útiles clínicamente.

DOSIS Y VÍAS DE ADMINISTRACIÓN

La ketamina se activa por múltiples vías: las oral, sublingual, intramuscular, nasal e intravenosa son las más comunes en el ámbito médico. Aspirada y por inyección intramuscular son las rutas recreacionales no médicas más populares.

Los efectos de la ketamina nasal —ya sea aspirando polvo seco o aerosol nasal para uso médico— comienzan entre 3 y 5 minutos y duran entre 30 y 60 minutos. Los "toques" recreacionales de polvo de ketamina están entre 30 y 100 mg, y las dosis de Spravato[44] para tratamiento antidepresivo son de 56 u 84 mg.

Las dosis de ketamina intramuscular para tratar la depresión van desde 0.5 a 2 mg/kg. Los efectos comienzan entre 3 y 5 minutos y duran alrededor de una hora. La ketamina intravenosa para la depresión infunde la droga durante cuarenta minutos usando dosis similares. Los efectos comienzan en unos 30 segundos y cesan unos diez minutos después de terminar la infusión. Las dosis de ketamina oral que producen efecto psicodélico moderado van desde 100 a 300 mg. Las dosis "psicolíticas" de ketamina para la psicoterapia individual o de pareja van de 50 a 150 mg, sublingual u oral. Las pastillas disolvibles parecen ser superiores a las preparaciones ingeridas. Los efectos comienzan en unos cinco minutos y duran entre una y dos horas. La administración rectal de un supositorio de ketamina es necesaria ocasionalmente para reducir las nauseas o vómitos de pacientes con dificultades para tragar. Para el tratamiento de la depresión los pacientes normalmente llevan tapaojos y escuchan música seleccionada por el personal clínico.

Oímos hablar más que todo de modelos de tratamiento que utilizan dosis y vías de administración que producen, al menos, estados moderadamente alterados. Sin embargo, algunos profesionales utilizan dosis sublinguales u orales mínimas o no psicoactivas de ketamina para tratar la depresión y/o el dolor. El tratamiento puede ser diario o simplemente adaptarse a la necesidad.

---

44. Spravato es un isómero de la ketamina y requiere registrarse para una licencia especial para recetar y administrarlo. Un isómero es la versión "mano derecha" o "mano izquierda" de una molécula, como las manos derecha e izquierda de una persona. A veces, un isómero es más efectivo que otro, o posee menores efectos secundarios. En otras ocasiones, las compañías farmacológicas simplemente comercian un isómero por motivos de patente. El Spravato es el isómero S ("mano-izquierda"): "esketamina".

En entornos psicoterapéuticos el personal clínico puede administrar un refuerzo oral, sublingual o intramuscular consistente en la mitad de la dosis original cuando los efectos empiezan a disminuir. Esto se parece al refuerzo de la MDMA, en contextos tanto psicoterapéuticos como recreativos.

EFECTOS SUBJETIVOS

Las dosis bajas de ketamina se sienten como si fueran alcohol o sedantes: habla confusa, relajación y reducción de la ansiedad, placer y euforia, sensación de sueño, vértigo, descoordinación y falta de equilibrio. Los efectos deseables de las dosis bajas de ketamina—que algunos comparan con la MDMA— contribuyen a su popularidad como droga de club/discoteca. Se pueden también utilizar dosis bajas para funcionar en situaciones cotidianas tales como compras, socialización normal y escuela, como un agente antiansiedad benzodiazepínico. La creatividad y la resolución de problemas pueden mejorar.

En dosis psicodélicas se experimentan cambios en la consistencia del cuerpo—como si fuera de madera o plástico—, partes del cuerpo o formas distorsionadas y una sensación de ingravidez o de flotar o planear. Visiones, emociones extáticas, nuevas informaciones y distorsiones auditivas son comunes en dosis psicodélicas.

Dosis altas de ketamina pueden hacer que uno entre en el "K-hole" (agujero K). Imagine que está bajo anestesia general—incapaz de moverse o de abrir los ojos—, pero sigue estando consciente. Es un estado de inmovilidad muda, disociación y desprendimiento sensorial. La sensación es como estar fundiéndose con su entorno, desconectado de la realidad, sin sentido de uno mismo. El mundo aparece en las profundidades de la consciencia, lleno de contenidos visuales y auditivos. Uno puede entrar en la luz blanca. Bolas de energía y color representan gente o "seres" y uno puede encontrarse en el espacio exterior profundo. Algunos encuentran el agujero K extraordinariamente atrayente, mientras que para otros que no están preparados es un calvario aterrador.

Hay estudios que sugieren que el agujero K es como una experiencia cercana a una muerte que ocurre de manera natural. Hay un zumbido o sonido tintineante inicial, un viaje a través de un túnel a gran velocidad hacia la luz brillante, la convicción de estar muerto y telepatía con seres espirituales.

USOS TERAPÉUTICOS

Docenas de estudios de investigación han demostrado que la ketamina mejora rápidamente el estado de ánimo en pacientes con depresión que no responden bien a los antidepresivos tradicionales u otras terapias, lo que es similar a lo que vemos en los tratamientos con psicodélicos clásicos como la psilocibina y la ayahuasca. Sin embargo, no es una cura milagrosa, y los reportes de aumento de la depresión, ideas suicidas y una cuestionable eficacia contradicen tales reivindicaciones. Por otra parte, hay una literatura sustancial que apoya el tratamiento con ketamina para dolores agudos y/o crónicos, incluso en aquellos que ya no responden a los opiáceos o han desarrollado un problema de dependencia a estos. Los datos preliminares apuntan a beneficios potenciales en aquellos que tienen problemas de alcoholismo y de bulimia. Aunque mejora la depresión en pacientes con trastorno de estrés postraumático, puede no ser efectiva con los principales síntomas de dicho trastorno. La ketamina reduce los impulsos suicidas y está viendo uso en las salas de emergencia para este propósito. Algunos organismos policiales estadounidenses emplean ketamina para "contener químicamente" a los detenidos rebeldes.

Cuánta y qué tipo de psicoterapia es necesario administrar junto con ketamina para tratar la depresión y otros trastornos psiquiátricos es una pregunta abierta. De hecho, uno de los elementos atractivos de la moderna "terapia con ketamina" es la manera en que los efectos biológicos pueden tener prioridad sobre los psicológicos. Esto contrasta con el debate concerniente a los compuestos clásicos, donde el modelo es "psicoterapia asistida por psicodélicos" en vez de simplemente un tratamiento "biológico". No obstante, hay evidencia, tanto en el entorno investigativo como en el no académico, de que la psicoterapia en combinación con la ketamina es más efectiva que la ketamina sola y produce menos efectos adversos.

El programa con Spravato—administración nasal patentada de ketamina—implica una dosificación de dos veces a la semana durante un mes; posteriormente, una vez a la semana durante un mes; así como un tratamiento a largo plazo de una dosis de una a dos semanas en adelante. Los espaciamientos típicos en los tratamientos de ketamina, fuera del programa del Spravato, van de una a cinco semanas.

Las clínicas que trabajan con ketamina son cada vez más comunes en las áreas metropolitanas, gestionadas por enfermeros de prácticas avanzadas, anestesistas, psiquiatras y médicos de familia. Algunas clínicas incluyen psicoterapia y otras no. Durante la pandemia de COVID las clínicas han estado vendiendo pastillas de ketamina por correo; y si involucraban terapia, también se podía hacer de manera remota.

El Spravato es caro, pero cada vez más compañías aseguradoras lo están cubriendo. La ketamina genérica es barata y las farmacias de compuestos pueden preparar aerosol de ketamina por un costo significantemente menor que el desembolso que implica el Spravato. Además, no se necesita ser proveedor registrado de Spravato para prescribir ketamina genérica a través de una farmacia de fórmulas magistrales.

EFECTOS ADVERSOS

La ketamina posee un conjunto de efectos adversos agudos y a largo plazo que no ocurren con los compuestos clásicos. Es más propensa tanto al consumo abusivo como a los efectos físicos colaterales.

FÍSICOS

Las dosis más altas de ketamina aumentan la presión sanguínea y las pulsaciones, pudiendo empeorar los síntomas cardíacos en presencia de una afección de dicha naturaleza. Además, incrementa la presión intraocular y puede causar problemas en personas con glaucoma. Otros efectos no deseados son frecuentes, especialmente durante el uso recreativo. Entre ellos se incluyen mareos, salivación, náuseas, vómitos y visión doble resultante del nistagmo. Un nivel de sensación corporal disminuido puede ser peligroso si uno necesita ser consciente del dolor. Las muertes debidas directamente solo a la ketamina son raras. Sin embargo, pueden ocurrir debido a accidentes; por ejemplo, caerse en una bañera y no ser capaz de sacar la cabeza del agua. Un amigo falleció en esas circunstancias. Además, si uno vomita y no puede girar la cabeza a un lado, puede aspirar sus propios vómitos y ahogarse.

Los efectos adversos a largo plazo del uso recreativo incluyen problemas urinarios, especialmente inflamación de la vejiga, así como calambres gastrointestinales. Los efectos sobre la vejiga urinaria pueden ocurrir también con Spravato. La neurotoxicidad aparece con dosis mayores; y la neuroprotección y otros efectos beneficiosos, con dosis menores. Parece como si la ketamina fuese más neurotóxica para un cerebro en desarrollo que para uno adulto.

PSICOLÓGICOS

La amnesia y el ser olvidadizo, así como la paranoia y cambios de humor, pueden ocurrir con un uso recreativo intenso a largo plazo de la ketamina. Los efectos psicológicos adversos de las dosis de ketamina alteradoras de la mente en un entorno médico son infrecuentes, pero pueden incluir un aumento de las ideas suicidas y un empeoramiento de la depresión. Debemos recordar que estos efectos adversos también pueden aparecer con los antidepresivos tradicionales y con los tratamientos de psilocibina.

La adicción a la ketamina recreativa ocurre con cierta frecuencia. La tolerancia a los efectos psicológicos puede requerir dosis seis o siete veces mayores que aquellas con las que la persona había comenzado, y los usuarios frecuentes pueden tomarse toda la droga hasta que se les acabe. Casos famosos de un uso descontrolado de la ketamina incluyen al psiquiatra John Lilly—famoso por su trabajo sobre la comunicación entre delfines y humanos en tanques de aislamiento— y Marcia Moore—autora de *Journeys into the Bright World* [*Viajes al mundo luminoso*]—. El síndrome de abstinencia física está menos establecido que el psicológico.

La ketamina puede ser mezclada con cocaína o enteramente sustituida por esta o MDMA. Las mezclas de ketamina con otras drogas pueden ser particularmente peligrosas. Por ejemplo, combinar un estimulante/cocaína con ketamina llevará a una actividad aumentada, pero en el entorno de un bajo control motriz, y combinarla con alcohol amplificará los efectos sedantes y otros efectos desinhibidores. Los efectos inmovilizadores de la ketamina hacen que a veces se utilice en las violaciones.

CONSIDERACIONES LEGALES

La ketamina es una droga de Clasificación III y solo requiere una licencia de prescripción normal. Sin embargo, es ilegal poseer ketamina para uso no médico o para venderla o distribuirla.

CAPÍTULO 10

SALVIA DIVINORUM/ SALVINORINA A

La salvinorina A es el compuesto psicoactivo principal de la *Salvia divinorum*. Esta discreta planta tiene varios nombres, incluidos "menta de los adivinos", "salvia de los adivinos", "ska pastora", "salvia/menta de la pastora", "yerba de la pastora" y "María pastora". Es un miembro inodoro de la familia de la menta y crece en las montañas de Oaxaca, México. Los chamanes indígenas mazatecos la emplean para sus propósitos religiosos y sanadores, especialmente para problemas intestinales como la diarrea y trastornos inflamatorios.

HISTORIA

No sabemos hasta cuándo en el pasado se extiende el uso de la *Salvia divinorum*. Jean Basset Johnson describió el papel de la planta en la sociedad mazateca a finales de los años 1930. A comienzos de los años ochenta, Alfredo Ortega y Leandro Valdés III aislaron de manera independiente la salvinorina A. En los noventa, Daniel Siebert demostró la psicoactividad de la salvinorina A pura vaporizada.

QUÍMICA/FARMACOLOGÍA

La salvinorina A no contiene ningún átomo de nitrógeno; es decir, no es un alcaloide. En lugar de eso es un terpeno, una familia de sustancias importantes en el mundo de las fragancias, sabores y colores. La salvinorina A pura, sin embargo, es inodora, insabora e incolora.

La salvinorina A es también única entre los compuestos incluidos en este libro, ya que su actividad se debe a la estimulación del receptor kappa-opioide[45]. No tiene actividad discernible sobre los centros de la serotonina y la norepinefrina. Datos más recientes señalan un papel de los receptores de la dopamina y los canabinoides[46]. Los resultados de un pequeño número de estudios de imágenes cerebrales son similares a los de los compuestos clásicos.

DOSIS Y VÍAS DE ADMINISTRACIÓN

La salvinorina A es el psicodélico de ocurrencia natural más potente, pues produce efectos psicológicos en dosis no mucho mayores que las del LSD. La salvinorina vaporizada es activa entre los 125 y 1000 µg[47]. Estas dosis son tan pequeñas que se necesita una balanza analítica costosa para medirlas con precisión.

Otras vías de administración son: fumar hojas secas, tomar extracto de *Salvia divinorum* sublingualmente o mascar hojas frescas o secas permitiendo una absorción sublingual. Igualmente, por otra parte, el extracto puede fortalecer cualquier otro material vegetal fumable. Si se usa el extracto sublingualmente u hojas fortificadas con extracto, es recomendable empezar con una dosis muy baja.

El método de absorción mascado y el sublingual requieren de diez a treinta hojas frescas o secas. Hay que mascarlas muy lentamente, mantenerlas en la boca entre 30 y 60 minutos, y entonces escupir el material de la planta

---

45. Aunque la ibogaína es también activa en el receptor kappa, este es solo uno de los varios mecanismos mediante los cuales ejerce sus efectos.
46. Por ejemplo, el THC (tetrahidrocanabinol) y el CBD (canabidiol).
47. El LSD es activo entre 50 y 400 µg.

ya utilizado. Puede también hacerse un té machacando de veinte a ochenta hojas frescas en agua.

EFECTOS Y EFECTOS COLATERALES

Los efectos de la infusión comienzan a los 10 o 15 minutos, suben muy rápidamente y, en su gran mayoría, se desvanecen pasada una hora. El método mascado produce sus efectos plenos en una media hora y perduran otros 30 o 60 minutos.

Los efectos de la salvinorina A fumada empiezan casi instantáneamente, alcanzando el pico entre 2 y 5 minutos y desapareciendo casi en su totalidad a los 45 minutos. Sin embargo, los efectos persistentes y desorientadores pueden durar más. Dosis mayores llevan a una pérdida de la consciencia de la percepción sensorial exterior, amnesia y dificultad para distinguir entre los efectos de la droga y la realidad. A dosis menores—o en las vías sublingual y oral—, una habitación oscura y/o los ojos cerrados pueden ser necesarios para discernir los efectos visuales, que pueden ser demasiado sutiles en una habitación bien iluminada o con los ojos abiertos.

Los cambios en la imagen del cuerpo son comunes: fusionarse con objetos del entorno mediante sensaciones físicas de estirarse, esparcirse o disolverse. Uno puede ser incapaz de comunicarse o moverse. Puede ocurrir la entrada a un mundo alucinatorio en el cual se encuentre uno con entidades o seres.

Puede no ser posible distinguir los efectos de la droga de lo que está teniendo lugar en el mundo real, y una persona bajo esta influencia podría intentar interactuar físicamente con los objetos alucinados. Así, podemos considerar a la salvinorina A como un "auténtico psicotomimético" en el que desaparece el *"insight"*[48] o perspectiva. Es altamente recomendable

---

48. Nota del traductor: Término de traducción elusivo que puede significar vislumbre, comprensión, revelación o epifanía.

que haya un cuidador fuerte y sobrio disponible para evitar que la persona intoxicada se haga daño a sí misma.

Esta pérdida de la perspectiva difiere de la DMT y la ketamina, que también proporcionan acceso a un mundo disociado, pero donde se mantiene la consciencia de "hay un mundo de la DMT/ketamina" y "está el mundo real". Con la salvinorina A, sin embargo, uno puede olvidar que ha tomado una droga. O, si lo recuerda, creer que la droga ha cambiado la realidad física. Esta ruptura de las fronteras normales entre la realidad y el mundo alucinatorio de la salvinorina A probablemente es responsable de que mucha gente no quiera volver a tomarla después de la primera vez. Por otro lado, algunos hallan que la experiencia de la salvinorina A tiene un atractivo único.

Fumada, la salvinorina A no afecta las pulsaciones del corazón ni la presión sanguínea.

EFECTOS ADVERSOS

La intensa disociación y pérdida de la capacidad de discernir entre los efectos de la droga y la realidad objetiva que puede ocurrir con altas dosis de salvinorina A pueden llevar a *flashbacks* más frecuentemente que con otros psicodélicos.

No he encontrado datos que indiquen que la salvinorina A sea neurotóxica o cause daños a otros órganos.

CONSIDERACIONES LEGALES

La ley federal estadounidense no criminaliza la salvinorina A ni la *Salvia divinorum*[49]. Sin embargo, varios estados han declarado la posesión de la planta y/o sus extractos como ilegal.

---

49. Como tampoco sucede en España y la mayoría de otros países.

EL MANUAL DE LAS SUSTANCIAS PSICODÉLICAS

PARTE IV

DIRECTRICES PRÁCTICAS

CAPÍTULO 11

CÓMO VIAJAR

La mayoría de nosotros nos referimos a la experiencia con una droga psico-délica como un "viaje". Al igual que en cualquier viaje, cuanto más exótico, poco familiar y potencialmente desafiante sea nuestro destino, más ten-dremos que hacer para estar seguros de que estamos bien preparados. Por lo tanto, creo que es importante proporcionar unas directrices que ayuden a que su experiencia sea positiva y reduzcan los riesgos de un resultado negativo.

Los tres pilares de cualquier experiencia con una droga psicodélica son la actitud, el entorno y la dosis. Creo que la actitud—nuestro estado psi-cológico, físico y espiritual, así como nuestra intención— es la pata más importante de este trípode.

Leo Zeff—también conocido como "el jefe secreto"— era un psicólogo del Área de la Bahía (San Francisco) quien murió en 1988. Por varias décadas supervisó miles de experiencias psicodélicas. Su estuche de herramientas incluía MDMA, LSD, psilocibina, ibogaína, MDA y ketamina, junto con antifaces, cómodas alfombras y una amplia gama de música. Tuve la suerte de tener a Leo como mentor a mediados de los años ochenta.

Uno de los vislumbres más importantes de Leo era que, el simple hecho de haber decidido tomar una droga psicodélica significaba que "el viaje ya había comenzado". Nuestras vidas han caído ahora bajo la "influencia" de la droga y hemos empezado a pensar en ello. ¿Cómo será el viaje? ¿Cómo debería prepararme? ¿Cuál es el mejor entorno? ¿Y cómo será mi vida después?

EL MANUAL DE LAS SUSTANCIAS PSICODÉLICAS

Las sugerencias que siguen se refieren a dosis psicodélicas completas de estas sustancias. Los efectos de dosis menores, como describiré en el próximo capítulo, no son completamente psicodélicos y normalmente no requieren mucha preparación. No obstante, si no está seguro de cómo le puede afectar cualquier dosis de un psicodélico, estos procedimientos para experiencias con dosis altas son pertinentes. Estas instrucciones serán útiles también si usted está aumentando sus "microdosis" a otras mayores y quiere estar preparado si los efectos son inesperadamente fuertes.

PREPARACIÓN A LARGO PLAZO

Este es el escenario menos específicamente psicodélico; en lugar de eso, tiene que ver con la dirección general que su vida está tomando. ¿Se orienta usted hacia el disfrute del placer del mundo a su alrededor: comida, viajes, entretenimiento? ¿Tienen prioridad las cuestiones espirituales? ¿Le gustaría saber si existen un Poder Superior, Dios o ángeles? ¿Se pregunta acerca de mundos normalmente invisibles que cree que existen, pero no ha experimentado de primera mano? Los impulsos creativos—artísticos o científicos— pueden impulsar sus ambiciones en la vida. ¿Es el conocimiento psicológico o emocional su mayor objetivo: entender y cambiar cómo se siente, piensa y se comporta?

Independientemente de por qué alguien decide tomar un psicodélico, recuerde que estas sustancias son llamadas "psicodélicas" por una razón: hay manifestación o revelación de la mente. En la preparación, por lo tanto, es conveniente ganar cierta familiaridad con su mente, sea cual fuere su intención. Puede llegar a tener experiencias durante un viaje que requieran autoconocimiento para navegarlas satisfactoriamente. Este es un viaje interior, no uno que simplemente necesite de un pasaporte o un boleto de vuelo.

Dos amplios enfoques para el autoconocimiento, probados en el tiempo y confiables, son la psicoterapia y la práctica espiritual. Ambos requieren de energía, concentración y compromiso con el examen propio y el cambio. Las diferencias entre estas dos no son tan claras como alguien podría imaginar. Vemos, por ejemplo, el caso de los programas de Anónimos, donde el énfasis en un "Poder Superior" se mezcla fácilmente con procesos psicoterapéuticos tradicionales individuales y de grupo[50].

El número de religiones actuales con al menos cientos de millones de adherentes y miles de años de tradición son: judaísmo, cristianismo e islamismo en occidente; y budismo e hinduismo en oriente. Estos difieren en sus creencias, que a su vez determinan la forma en que intentan mejorar nuestras vidas. Por ejemplo, el budismo enseña que nuestro desarrollo espiritual descansa enteramente en nuestras manos y que no hay una deidad exterior. Así, sus prácticas de meditación enfatizan el desarrollo de la consciencia de uno mismo para propiciar los estados mentales que llevan al objetivo de la iluminación. Las religiones occidentales orientadas a Dios, por otro lado, incluyen el mirar fuera de nosotros. Se alcanza la salvación o la bendición por el camino de la oración y trabajos al servicio de una deidad externa. Es similarmente importante, sin embargo, tanto en occidente como en oriente, encontrar y trabajar dentro de una comunidad de compañeros y maestros fiables, empáticos y alentadores. Haga sus propias averiguaciones y evite cultos o entornos potencialmente maltratadores o peligrosos. A muchas instituciones religiosas, inclusive las más convencionales, les resulta difícil evitar aprovecharse de aquellos que buscan su ayuda.

---

50. La relación entre los programas de Anónimos, como por ejemplo Alcohólicos Anónimos, y cualesquier fármaco puede ser compleja. Algunos grupos aconsejan evitar totalmente las "medicinas psicodélicas", mientras que otros son más flexibles. Y no olvidemos cómo Bill Wilson, cofundador de Alcohólicos Anónimos, veía con buenos ojos el LSD después de su propia experiencia con él en los años cincuenta.

Los objetivos de la psicoterapia tradicional son más modestos, preocupados más bien con los asuntos de la vida cotidiana[51]. El proceso psicoterapéutico comienza con un reconocimiento del dolor emocional o psicológico, de las relaciones difíciles o de no estar viviendo a la altura de nuestro potencial. Más a menudo, este trabajo se produce en un entorno uno a uno, pudiendo incluir también la terapia de grupo, empleando la comunicación verbal o "terapia hablada" para acceder a los sentimientos, memorias y pensamientos que normalmente evitamos o de los que no somos conscientes. Al arrojar luz sobre ellos, nos controlan menos.

PREPARACIÓN A CORTO PLAZO

Aunque el trabajo a largo plazo es el de toda una vida, las sugerencias que voy a presentar ahora son más específicas para lo psicodélico. Estas se derivan de su decisión de hacer un viaje con una de estas sustancias. Pueden extenderse a unas dos o cuatro semanas antes de su viaje y terminan solo cuando acaba de ingerir la droga psicodélica y el viaje mismo ha comenzado.

No puedo enfatizar suficientemente la importancia de la formación. De hecho, ¡ese es el objetivo de este manual! Quizás algunos puedan objetar esta recomendación y decir que estudiar acerca de la experiencia psicodélica tendrá demasiada influencia en lo que suceda después. Esto es irrazonable. Es mejor estar preparado que no preparado. La preparación reduce el riesgo de ser sorprendido y aumenta la probabilidad de que reconozca, trabaje de manera efectiva y se beneficie de lo que encuentre durante el viaje.

---

51. Un buen psicoterapeuta reconocerá los límites de su propia experiencia y lo remitirá a un maestro espiritual cuando sus objetivos religiosos/espirituales se vayan volviendo cada vez más importantes. Al mismo tiempo, un buen maestro espiritual hará referencia a la psicoterapia cuando los problemas psicológicos interfieran con el propio crecimiento espiritual.

Aunque la experiencia de cada uno es diferente, hay características bastante similares que casi todos encuentran en alguna droga en particular, desde la 5-MeO-DMT a la ibogaína. Así, al educarnos, podemos llegar a tener un sentido general de hacia dónde vamos: la "geografía", el "clima" e incluso los "habitantes", sus costumbres y sus formas de comunicación. Seguramente no querrá entrar en un paisaje tan exótico sin saber lo que puede esperar. Por ejemplo, debe saber que una dosis alta de DMT puede hacer que pierda la consciencia de su cuerpo, pero que eso no significa que se haya muerto. Tener este conocimiento hará que tenga menos miedo cuando suceda esta "pérdida del cuerpo". La experiencia psicodélica completa no suele ser como nada a lo que se haya enfrentado anteriormente, por lo que se debe a usted mismo el asegurarse de estar preparado.

Los libros y otros recursos sobre estas fascinantes drogas están más extendidos que nunca, cubriendo tanto el material académico como el popular, así como los relatos en primera persona. Busque a otros que hayan viajado, escuche charlas y únase a grupos de discusión en línea. Todo le ayudará a prepararse, saber mejor qué esperar, navegar por su experiencia con éxito y ayudar a la integración del viaje en su vida diaria.

Hay también una amplia literatura sobre otros estados alterados de consciencia que comparten las mismas características que los psicodélicos. Estos incluyen las experiencias cercanas a la muerte y las de salida del cuerpo, la meditación y la oración, la iluminación y la profecía, así como la abducción alienígena. La familiaridad con estos estados parecidos a los psicodélicos—cómo otros los han interpretado y cómo han trabajado con ellos— puede ayudarle a acercarse, comprender y aplicar lo que le suceda cuando viaje.

Si está en terapia y/o tiene un maestro espiritual, hágale conocer su decisión de hacer un viaje con una droga psicodélica. Que no le sorprenda, sin embargo, si reacciona con desaprobación o si trata de animarlo a no hacerlo. Esta reacción puede ocurrir porque su terapeuta o maestro no sepa sobre drogas psicodélicas, haya tenido experiencias negativas con ellas o tenga argumentos bien pensados sobre por qué los psicodélicos no son recomendables. Sea cual fuere el caso, ellos deben respetar su decisión, abordarla con curiosidad y empatía y hablar las cosas con usted abiertamente. Si se encuentra con una oposición incesante a su decisión, puede renunciar a su viaje, encontrar a otro maestro/terapeuta o guardarse sus experiencias para usted. La última opción puede implicar no decirle toda la verdad, aunque no sea lo ideal.

SALUD

Recuerde que las drogas psicodélicas son productos químicos. Cambian nuestra química corporal, especialmente la del cerebro. Mantenga las cosas simples y seguras, poniendo especial atención en optimizar su salud general, incluido el uso de medicación y sustancias. Asegúrese de coordinar cualquier cambio potencial en su régimen de medicación con sus proveedores de cuidado de la salud y especialmente con su médico recetante; y si es el caso, compártales sus planes de tomar psicodélicos. Si tiene mala salud, por favor, comience con dosis muy bajas de cualquier psicodélico.

Los fármacos psiquiátricos pueden interactuar con los psicodélicos de maneras impredecibles, aumentando, disminuyendo o cambiando de alguna manera su respuesta a ellos. Si puede dejar de tomar medicinas psiquiátricas con éxito, es mejor esperar un mes o dos y ver cómo le va sin ellas. Esto también se aplica para el consumo excesivo de sustancias, incluidos el tabaco, el vapeo, el alcohol, la cafeína, el cannabis o la cocaína.

Las condiciones médicas por las que toma medicación también pueden complicar las cosas. Por ejemplo, una hipertensión arterial puede empeorar durante su viaje, y/o la medicación para la hipertensión puede mezclarse de forma no segura con el psicodélico en cuestión. Solo si los cambios en el estilo de vida funcionan tan bien como la medicación para afecciones como la obesidad, la hipertensión arterial o la diabetes de tipo 2, podrá entonces sustituir la medicación por estos cambios en el estilo de vida y embarcarse en un viaje psicodélico de forma más segura.

DECIDIR LA DOSIS

Cuánta cantidad de un psicodélico deberá tomar dependerá de la actitud y el entorno: su estado mental, espiritual y físico; por qué está haciendo el viaje; y en qué circunstancias. Además de los factores médico-biológicos a los que me acabo de referir, su experiencia previa con psicodélicos también juega un papel. Cuanta más práctica tenga viajando, más experto será a la hora de manejar tanto los efectos positivos como los negativos. Si está listo para explorar los efectos de dosis más altas, no olvide que no es posible predecir el resultado de una experiencia con ninguna droga en particular, especialmente en dosis más altas.

CLARIFICAR LA INTENCIÓN

¿Por qué quiero tomar una droga psicodélica? ¿Qué espero obtener de mi viaje? ¿Qué es lo que quiero evitar? Cómo respondamos a estas cuestiones será crucial al determinar dónde y con quién viajaremos, así como la dosis que tomaremos. He aquí algunas de las categorías de experiencias que la mayoría de la gente busca cuando emprende un viaje psicodélico.

EXPERIENCIAS NUEVAS, INUSUALES Y EXCITANTES. ¿Es usted curioso y está buscando novedad? ¿Está ansioso por viajar a través del tiempo y el espacio, encontrar realidades alternativas que se sientan más real que lo real, incluso encontrarse con sus habitantes? Este tipo de viajes requiere de altas dosis.

RESOLUCIÓN DE PROBLEMAS. ¿Tiene problemas que le gustaría resolver, pero que no ha sido capaz de hacerlo en su estado de consciencia regular? Puede que desee obtener nuevos conocimientos sobre cómo enfrentar obstáculos creativos, profesionales, psicológicos y/o interpersonales. Las funciones mentales implícitas en la resolución de pro-blemas son distintas de las que se precisan cuando viajamos a través del tiempo y el espacio. Para este tipo de trabajo se debe retener la habilidad de pensar, incluso aunque sus procesos de pensamiento puedan adquirir nuevos poder y perspectiva. También querrá retener las soluciones a las que haya llegado. Por lo tanto, las dosis de bajo a mediano rango aflojarán las cadenas sensoriales, psicológicas y creativas, pero seguirán permitiéndole funcionar.

CRECIMIENTO ESPIRITUAL. Considere todo la gama de dosis para este caso dependiendo de la naturaleza de la experiencia que esté bus-cando. Por ejemplo, las dosis menores le pueden ayudar a comprender los textos espirituales; las dosis medias, a mejorar la oración o la meditación; las dosis más altas tienen el potencial de propulsarlo a ámbitos más excelsos o elevados. Aunque ahora escuchamos hablar frecuentemente del estado místico-universal, este no es el único tipo de experiencia religiosa posible. Los psicodélicos pueden ser, al menos, igual de útiles para la experiencia interactiva-relacional de la que he hablado en capítulos previos.

CODICIA, ODIO Y VANAS ILUSIONES. No todo el mundo toma psicodélicos con propósitos nobles. Estos tres "grandes venenos" del budismo —sentimientos y sus acciones resultantes que nos llevan al sufri-miento propio y el de los demás— pueden ser sus motivaciones también. ¿Tiene intenciones oscuras? ¿Hay alguien o algún grupo al que quiera dañar o maltratar o del que quiera sacar dinero? ¿Apuntan estos motivos más oscuros hacia usted mismo? Es decir, ¿busca repetir relaciones abu-sivas pasadas o presentes para aumentar la autocompasión y confirmar la imagen negativa que tiene de usted mismo? Por ejemplo, ¿está en una relación abusiva y su intención es empatizar con su pareja violenta para "entenderla"? Aquí, el propósito más sano podría ser la resolución de dejar a esta pareja, en lugar de acercarse más a su enemigo.

Hay muchas razones para tomar una sustancia psicodélica. No todas son conscientes y algunas pueden entrar en conflicto unas con otras. Esto significa que cualquier experiencia puede ser bastante diferente de aquella que había planeado. Una experiencia mística muy esperada puede, en cambio, tornarse en una que se ocupe de cuestiones relacionadas con la carrera profesional. Un esperado viaje por el espacio interior/exterior puede convertirse en una experiencia muy terrenal que proporcione respuestas a un problema relacionado con la salud. Y, por supuesto, el viaje divertido que desea puede volverse dolorosamente difícil.

PLANES DE ÚLTIMA HORA

Asegúrese de atar todos los cabos sueltos posibles antes de viajar. Cuénteles a sus personas cercanas su decisión y pídales su consejo y apoyo. En la medida de lo posible, aclare las cosas entre usted y cualquiera con quien pueda estar en conflicto. Y no olvide dejar arreglados papeleos o trámites engorrosos sobre los que no quiera tener que pensar en una situación de estas. Aunque actualizar su testamento parezca morboso, puede aliviar parte de su ansiedad cuando pierda la consciencia del cuerpo y se pregunte si ha muerto, por ejemplo.

Imprima una copia de las reglas básicas y sígalas durante su sesión, ya que puede ser difícil recordarlas estando intoxicado. Por ejemplo, "No tomar dosis mayores o más drogas adicionales de las que había planeado originalmente". "No conducir un auto hasta mañana". "Beber mucha agua". Tenga a mano el nombre y el número de teléfono de la persona que sabe que usted está viajando, por si empieza a entrar en pánico.

Decida si va a llevar su teléfono. Especialmente con dosis altas, mientras menos interferencias, mejor. Pero en dosis bajas es posible que quiera explorar interactuar con otros por teléfono mientras viaja.

ENTORNO

Esta sección trata de los viajes en solitario. Más adelante en este capítulo me dirijo a los entornos en grupo; los cuales no dejan de ser, después de todo, una colección de viajes individuales.

PUERTAS ADENTRO O PUERTAS AFUERA

AL AIRE LIBRE. Los psicodélicos pueden realzar profundamente la apreciación de la naturaleza; por ejemplo, vemos por primera vez la inter-conexión de todo el mundo natural, incluido nuestro propio lugar en él. Podemos derretirnos de manera extática en el suelo o fundirnos con un alto y majestuoso árbol. Sin embargo, una experiencia puertas afuera es menos predecible que una puertas adentro. Los cambios atmosféricos repentinos, los insectos, las personas y animales no bienvenidos y la falta de instalaciones son factores potencialmente complicantes. Por lo tanto, es recomendable viajar puertas afuera con compañía no intoxicada. Esta puede ayudar a cuidarnos en cualquier circunstancia imprevista. Y, a menos que haya alguien sobrio con usted, no recomiendo altas dosis al aire libre.

Viajar puertas afuera en un ambiente urbano puede proporcionarnos también nuevas e interesantes experiencias estéticas, así como una com-prensión más profunda de la naturaleza humana. Piense en una visita turística a Times Square, en Nueva York, durante un viaje de LSD o de hongos; o pasear por un gigantesco centro comercial cubierto en los suburbios después de tomar MDMA. Las dosis bajas o medias le permiten reaccionar apropiadamente a la mayoría de las situaciones que pueda encontrar en estos entornos. No obstante, sugiero incluir compañía no intoxicada para ayudarle a navegar a través de cualquier encuentro ines-perado, desagradable o aterrador.

EN INTERIORES. Es más fácil preparar y controlar los espacios inte-riores y, a su vez, son más seguros y predecibles que los exteriores. Por "puertas adentro", me refiero a la casa de uno, la consulta del terapeuta o a una sala de investigación clínica. Tenga en cuenta que lugares interiores más grandes, como una casa de culto o un centro de retiros y, especialmente, un enorme estadio cubierto se asemejan, en términos de planificación, más a los entornos urbanos que a los de puertas adentro.

Un entorno de puertas adentro es también conveniente si está viajando en busca de algo más que simplemente tener una experiencia. Aquí, las dosis menores y medias hacen más fácil escribir, crear arte, bailar o cantar, o trabajar con su ordenador.

Aunque la belleza de la naturaleza puede ser espectacular, es posible adecuar su espacio interior para hacerlo igual de bonito en una menor escala. Prepare cuidadosamente su espacio de viaje. Mientras esté bajo la influencia de la droga experimentará pensamientos, sentimientos y sensaciones más intensa y significativamente; por tanto, asegúrese de que nada de lo que haya en su espacio interior entre en conflicto con sus objetivos. Por ejemplo, aunque observar una planta sin vida nos puede llevar a valiosas reflexiones sobre la muerte y el morir, la mayoría de nosotros preferiríamos mirar una planta bonita y sana.

Haga su espacio interior limpio, aireado y tranquilo, especialmente si va a tomar una dosis alta y no podrá moverse fácilmente a otra ubicación. Esto es importante si toma una dosis muy alta con la intención de alcanzar una completa disociación del mundo exterior. Sin embargo, no falta quien difiera y, para algunos, puede ser igual o más cómodo un entorno menos organizado.

Ambos entornos, interior y exterior, tienen ventajas y desventajas. Lo ideal es una combinación de ambos; es decir, un espacio interior cómodo con fácil acceso a la belleza natural justo en la puerta principal, si es posible.

MÚSICA

Es fácil y conveniente escuchar música con auriculares. En poco tiempo los cascos de realidad aumentada serán de uso común. ¿Debería complementar su experiencia psicodélica utilizando estos dispositivos? Una vez más, debe considerar la actitud, el entorno y la dosis. Cuanto más potencialmente impredecible sea un entorno, más sentido tiene evitar tener que tratar con demasiada información cuando esté viajando. Si quiere sumergirse en la tecnología mientras viaja con una dosis alta, lo más probable es que desee permanecer en el interior, donde las interrupciones inesperadas son menos probables.

La música juega un papel significativo en las experiencias psicodélicas, debido a nuestras elevadas respuestas emocionales a esta. El silencio, por su parte, puede intensificar y dirigir la experiencia psicodélica de manera diferente a la música, y vale la pena incluirlo en cualquier sesión. La música solo instrumental o las letras en un idioma que no comprenda pueden evocar una mayor gama de emociones que aquellas canciones con letras en su idioma cotidiano.

La música espiritual—occidental, oriental o indígena— también puede afectarlo poderosamente; pero, en este caso, recuerde que este género conlleva una información específica de esa tradición. Toda música es producto de una cultura y las creencias que la determinan. En la música religiosa estos temas son más explícitos, están incorporados intencional-mente en la música. Por ejemplo, la música espiritual oriental viene de una visión del mundo muy diferente de aquella de donde viene la música judía o cristiana. Y las músicas judía y cristiana—bastante diferentes una de la otra— evocan sentimientos consistentes con las creencias de cada religión.

Prepare una lista de reproducción antes de su sesión o haga sus selecciones durante el viaje de acuerdo con su estado de ánimo. También hay listas de canciones en internet diseñadas específicamente para experiencias psico-délicas. En cualquier caso, no sienta que no puede cambiar lo que esté escuchando. Tanto en los entornos individual como de grupo, la regla del "veto de un voto" es la que rige. Si a alguien no le gusta la música, usted respetará la preferencia de esa persona. Si el viaje es en solitario, ¡de usted depende!

ANTIFACES

Los tapaojos ayudan a mantener un enfoque interior durante el viaje. Los recomiendo para compuestos de actuación muy corta como la DMT, la 5-MeO-DMT, la salvinorina A o la ketamina inyectada o aspirada. De lo contrario, el mundo exterior, aunque esté calmado y tranquilo, puede distraer demasiado. Durante un viaje más largo, especialmente con dosis mayores, períodos de uso de tapaojos pueden también hacer más profunda la experiencia.

AYUDAS VISUALES

Durante las sesiones de LSD que supervisó, Leo Zeff repasó fotos familiares que los participantes habían traído con ese propósito, lo que llamó el "viaje en fotos". Estas imágenes despertaron sentimientos, recuerdos y asociaciones especialmente útiles para las sesiones psicoterapéuticas o de orientación espiritual. También pidió a los participantes que miraran en un espejo en algún momento durante el día. Esto igualmente activó una abundancia de material que procesar en el estado alterado.

Los materiales artísticos pueden ser especialmente útiles durante la fase de bajada, permitiéndole reestablecer contacto con el mundo físico de manera más creativa.

SALUD

Para las drogas de corta actuación es recomendable el ayuno. Si no es factible, tome una pequeña cantidad de agua; y, si es adicto al café, tómelo una o dos horas antes, preferiblemente sin azúcar ni leche.

Para las drogas de larga actuación, una comida ligera previa ayudará a evitar las punzadas de hambre al final del día. Interesantemente, la iglesia de la ayahuasca UDV (Unión del Vegetal) recomienda comer antes de las sesiones; de modo que, si se producen vómitos, no sean con el estómago vacío. Beba líquidos durante toda la experiencia, especialmente si ha tomado sustancias estimulantes como la MDMA o de larga actuación como el LSD y la ibogaína. Una vez que la mayoría de los efectos de la droga se hayan desvanecido, no se exceda en la alimentación, a pesar de que tenga hambre.

Tenga cuidado con otras sustancias que alteren la mente, durante el viaje o inmediatamente después: alcohol, cocaína, anfetaminas, cannabis, tabaco o cafeína. Los usuarios experimentados de marihuana pueden descubrir que un uso sensato de esta ayuda con la ansiedad u otras dificultades temporales durante una experiencia psicodélica. También puede servir como catalizador para dar el siguiente paso en la sesión. Sin embargo, mezclar drogas de manera rutinaria rara vez es una buena idea, pues estarán enturbiando las aguas psicodélicas al añadir los efectos de otras drogas a la consciencia ya alterada. Además, combinar drogas también puede ser peligroso médicamente, al aumentar potencialmente la temperatura corporal, la presión sanguínea o el ritmo cardíaco a niveles peligrosamente altos o produciendo un estado de confusión.

VIAJAR CON OTROS

En un entorno de grupo estará interactuando con otras personas, cada una con su actitud. Esto es así inclusive si no todos están viajando.

Un modelo de administración de grupo consiste en que cada persona tenga una experiencia en solitario, al menos hasta que el efecto de la droga empiece a desgastarse. Todo el mundo se acuesta en el suelo con los cascos/auriculares y los tapaojos puestos. Al finalizar la sesión, aquellos que deseen interactuar abandonan el área principal para hacerlo.

Normalmente, sin embargo, la gente viaja junta para compartir sus experiencias mientras están bajo la influencia. Combinar fuerzas en la sesión psicodélica, de manera parecida al aumento de la energía y la concentración disponibles en cualquier actividad grupal dirigida a un objetivo—la iglesia, los eventos deportivos o un concierto—, intensificará y dirigirá sus experiencias en modos no disponibles cuando viaje solo.

Las experiencias en grupo pueden ser partícipes de todos los tipos de viaje que hemos hablado: orientados a lo estético y al placer, resolución de problemas, espirituales o psicológicos. El efecto de la droga psicodélica amplificará y modificará la forma en que el grupo experimenta cualquiera de estas actividades: tocar música o cantar, orar o meditar, trabajar en problemas personales o profesionales. Al prepararse para una experiencia en grupo, por lo tanto, es mejor hacer explícita la intención del grupo de antemano. "¿Por qué estamos haciendo un viaje juntos?" Es algo que no se quiere usted preguntar cuando estén comenzando los efectos de la droga.

Los entornos de grupo requieren de atención a detalles adicionales. ¿Cómo les hace saber a los demás que tiene un problema? ¿Qué tipo de asistencia hay disponible? ¿Cómo abordan los problemas referentes al entorno? Por ejemplo, música, olores[52], iluminación y temperatura de la habitación. ¿Estará todo el mundo viajando? Y ¿cómo lo sabrá? Si es así, ¿está todo el mundo en la misma droga y dosis?

Los participantes deberían estar de acuerdo en abstenerse de comportamientos sexuales y/o agresivos, verbal, emocional o físicamente. Aquí es donde la supervisión cualificada de las sesiones con drogas es extremadamente importante, ya que es posible que uno no se dé cuenta de cuándo ha cruzado límites importantes. Recuerde que "no" siempre significa "no", y que "sí" puede convertirse en "no" durante la sesión.

No pida ni acepte favores que vayan más allá de la sesión. Puede pedir una manta cuando tenga frío o un vaso de agua cuando tenga sed, pero negociar un préstamo o un regalo, o comprometerse en una relación, ya es otra cosa. Discuta este tipo de cosas cuando la gente esté sobria, al día siguiente como mínimo.

---

52. Recomiendo no llevar un perfume o colonia fuerte en ningún entorno de grupo.

Quédese en el lugar del grupo hasta que se den los criterios acordados; por ejemplo, un cierto tiempo después del cual los efectos de la droga hayan desaparecido en su mayor parte. Conducir un auto es un asunto realmente importante. ¿Dormirá en el sitio y conducirá a casa al día siguiente o tiene a alguien sobrio que lo llevará a casa si todavía sigue bajo la influencia? Haga todo lo que sea posible para garantizar su seguridad.

Participar en conversación con el grupo cuando el efecto de la droga disminuye, especialmente después de las dosis altas, es una de las grandes ventajas de los entornos de grupo, ya que proporciona una vía adicional a través de la cual volver a entrar en la consciencia normal, interpretar sus experiencias y comenzar el importantísimo proceso de integración.

PAREJAS

La terapia de parejas—o terapia matrimonial— asistida por psicodélicos es una experiencia "en grupo", aunque raramente consista en más de dos personas. La MDMA puede ser especialmente útil para este propósito gracias a sus poderosos efectos emocionales e interpersonales. Sin embargo, las dosis bajas o medias de cualquier droga de larga actuación—como también la ketamina— son potencialmente útiles en estos entornos. Los psicodélicos pueden ayudarle a ser más empático, bajar sus barreras emocionales y comunicarse más directamente. Con o sin un facilitador—alguien que generalmente está formado como psicoterapeuta— el formato puede seguir las directrices de las experiencias en grupo que acabo de discutir: tiempo a solas y tiempo juntos abordando los problemas de la relación. Aquí, la decisión de entrar en comportamiento sexual es más matizada y compleja. Mi recomendación general es mantener las cosas sin sexo hasta el final de la sesión, ya que el foco principal de tales sesiones debe ser emocional, psicológico y orientado a mejorar la comunicación. Si, por otro lado, las intenciones de la pareja son primordialmente estéticas, de diversión y orientadas al placer, el sexo bajo la influencia puede ser especialmente novedoso y gratificante.

EL CUIDADOR

Al hacer un viaje, solo o en grupo, puede que decida utilizar la supervisión o dirección de alguien más. Este sería el "cuidador". Esta persona, o personas, realiza(n) muchas de las mismas funciones que una nana, atendiendo a sus necesidades empáticamente, manteniendo al mismo tiempo amable pero firmemente los límites de su comportamiento. También se ocupa(n) de las necesidades físicas, como proporcionar agua, una manta, contacto reconfortante o limpiar cualquier desorden que se genere. "Cuidar" también se refiere a la meditación atenta, en la que uno mantiene un sentido de alerta, pero con una consciencia discreta sobre lo que está sucediendo en el entorno, así como qué podría ser necesario cuando las circunstancias requieran intervención.

Con drogas de corta actuación este equilibrio activo-pasivo bien ajustado es especialmente útil. Al pasar por una experiencia tan breve e intensa uno necesita sentirse apoyado sintiéndose al mismo tiempo libre para viajar a cualquier lugar donde la droga lo lleve sin distracciones. Con altas dosis de compuestos de larga duración, solo o en grupo, los cuidadores son también importantes. Puede surgir confusión dentro de uno mismo o en el grupo, y los cuidadores de confianza proporcionan la estabilidad necesaria.

Hay entornos en los que quiénes supervisan las sesiones con la droga son más activos que pasivos. Por ejemplo, en entornos chamánicos una serie de actividades tienen un papel en el proceso: música instrumental y vocal e intervenciones físicas, tales como la imposición de manos, la aplicación de varios líquidos o soplar humo en partes del cuerpo.

LA ACTITUD DEL CUIDADOR

Aunque es importante ser cuidadoso al elegir con quién se va a hacer un viaje, es incluso más importante quién lo va a supervisar. Haga sus propias averiguaciones, haga preguntas tanto a su posible cuidador como a los que han trabajado con él. Cuál es su formación: ¿psicológica, espiritual o alguna otra? Normalmente son los cuidadores quienes proporcionan las sustancias psicodélicas, por lo que debe chequear sus fuentes. Pregunte por sus motivaciones. ¿Es por altruismo, fama, dinero o influencia? Tenga cuidado con los cuidadores potenciales que no quieran responder a preguntas que usted considere importantes. Normalmente lo harán restándoles importancia debido a su "superior" conocimiento y experiencia. Los abusos sexuales y financieros, tristemente, no son motivaciones infrecuentes entre algunos cuidadores. No se limite a creer sus palabras. Busque en internet información adicional sobre su(s) potencial(es) cuidador(es) y podría muy bien acabar descubriendo que quizás debería buscar en otro lado.

Muchos de nosotros buscamos las experiencias con drogas psicodélicas por sus efectos espirituales. Por lo tanto, debe considerar la orientación religiosa o espiritual de su cuidador. ¿Cómo encajan sus creencias religiosas con las suyas? Tales consideraciones pueden parecer demasiado cautelosas, pero pueden ser bastante pertinentes en cuanto a cómo su cuidador supervisa su sesión. Si los cuidadores creen que un tipo de experiencia es superior a otra, sus sugerencias o intervenciones durante el viaje lo dirigirán a un estado en el que no está interesado; o, peor aún, a un estado que considere poco ético para sus creencias. Puede llegar a sentir que le han faltado al respeto, lo han manipulado o lo han proselitizado.

¿Está su potencial cuidador casado y/o tiene hijos? ¿Quiere que alguien que carece de experiencias vitales valiosas supervise su experiencia? ¿Cuál es su historia personal con los psicodélicos? ¿Estará viajando al mismo tiempo que usted? Estar en un estado de consciencia similar puede ser útil, pero casi siempre los cuidadores toman dosis más pequeñas que aquellos a quienes están cuidando. Y si se trata de un grupo grande, es recomendable que no todos los cuidadores participen del viaje.

EL VIAJE

No importa lo bien preparado que esté, tiene que estar listo para cualquiera y todas las cosas durante su experiencia, especialmente con dosis altas. Como gran parte de su mundo mental es habitual e inconsciente, puede que le sorprenda lo que surja durante el viaje. Recuerde también que las experiencias psicodélicas son extraordinariamente variadas, incluso dentro de una misma sesión. Se puede entrar y salir de muchos estados diferentes durante una única experiencia. Y no hay garantía de que la misma droga en la misma dosis producirá los mismos efectos de una sesión a otra.

Con suerte, nuestra preparación —tanto de plazo corto como de largo— le ha llevado a un enfoque relativamente saludable y positivo de su inminente viaje. Sabe lo que quiere y, en consecuencia, ha preparado las cosas para dirigir el resultado final. Al mismo tiempo, ha trabajado para minimizar cualquier cosa que pudiera llevarle a una experiencia negativa.

Con drogas de corta actuación, siéntese o acuéstese cómodamente. Si está sentado, asegúrese de tener espacio para recostarse si empieza a perder la consciencia del cuerpo. Con drogas de larga actuación puede continuar con sus actividades normales por un ratito —leer, hacer labores del hogar, escuchar música— hasta que sienta la primera señal de que algo está pasando. Entonces, siéntese, o recuéstese y observe los efectos. Incluso si ha tomado una dosis pequeña, e intenta permanecer activo, sea especialmente cuidadoso en sus movimientos y toma de decisiones.

ESTANCAMIENTO Y AVANCE

Es crítico reconocer la importancia de abandonarse para ayudar a abrirse camino a través de la experiencia psicodélica. Pasar con seguridad por la acometida inicial de los efectos de las drogas psicodélicas —tanto con las de larga actuación como, especialmente, las de corta— es más fácil si se tiene esta herramienta. Además, si en algún momento de la sesión siente que se está resistiendo, aguantando o luchando contra el fluir de la experiencia, dejarse ir lo beneficiará. Casi en cualquier situación difícil, resistirse solo empeora el malestar.

Una fase importante es la pérdida de la consciencia del cuerpo que ocurre con las triptaminas de corta actuación como la salvinorina A y la ketamina. Esto produce, de manera inevitable, una breve ansiedad al comienzo de los efectos: un "torrente" de presión interna y rápida aceleración que se siente como si la consciencia saliese corriendo del cuerpo[53]. Cuando uno es capaz de dejarse ir, abandonar la resistencia a la separación del cuerpo y la mente deja de suponer un esfuerzo.

Así pues, ¿qué se hace para "dejarse ir"?

Especialmente valioso es trabajar con la respiración. Respirar es un modo útil de reestablecer la ecuanimidad durante una fase difícil de la experiencia con la droga, ya sea en el comienzo o en cualquier otro momento. Una respiración lenta, rítmica, profunda y consciente contrarresta la falta de aire relacionada con la ansiedad, proporcionando al mismo tiempo un efecto calmante general en el sistema nervioso, incluso si su respiración es normal. Familiarícese con estos métodos antes de la sesión para que le sea más fácil trabajar con ellos cuando esté bajo la influencia de la droga. Muchos tipos de meditación utilizan la respiración, ya sea contando las inhalaciones y exhalaciones o, simplemente, poniéndoles atención mientras el aire entra y sale por la nariz.

Prestar atención a nuestros cuerpos puede ayudar a mantenernos en tierra cuando nos sintamos abrumados por los efectos psicodélicos. Relaje los músculos tensos o las zonas del cuerpo tales como el abdomen. Las posturas suaves de yoga pueden ser útiles para tratar con la incomodidad física.

---

53. Si está "seguro" de que se ha muerto, un método que puse en práctica con mis voluntarios en DMT podría ser útil. Yo les sugería que podían reaccionar de dos maneras: "Oh, Dios mío, me estoy muriendo, ¡sácame de aquí!". O, "Parece que estoy muerto. Qué interesante. ¿Y ahora, qué?".

Intente utilizar su respiración para "masajear" esas áreas dirigiéndoles una atención relajante.

PEDIR AYUDA

Si se ve incapaz de dejarse ir, pida ayuda. Esto incluye sus propios recursos y los disponibles por parte de otros.

Si está solo, hable en voz alta, escuche cómo suenan sus pensamientos cuando son hablados, fíjese a ver si les encuentra sentido, o profundice más en su significado o a dónde lo pueden llevar. También puede intentar escribir los pensamientos confusos y ver qué apariencia tienen una vez los haya sacado. Beba té, agua o jugo de frutas. Envuélvase en una cobija. Cambie la música. Abra o cierre la ventana o las persianas. Sienta sus sentimientos sin resistirse; si siente que quiere llorar, llore; si quiere reír, ría; si tiene náuseas, no trate de evitar el vómito.

Pídale ayuda a sus maestros, mentores, guías espirituales, ángeles internos o a Dios. En estos casos esto suele significar orar; por lo que, si ha memorizado con antelación algunos rezos significativos, podrían serle bastante efectivos. Algunas formas de meditación también participan de la oración, especialmente de las visualizaciones de varias deidades o guías, al igual que el canto.

Quiénes estén en la habitación con usted, si se ha preparado bien, están también a su servicio. Comparta nuevas informaciones, obstáculos, comprensiones o preguntas, pero tenga cuidado de no sustituir el sentir por el hablar. Un buen cuidador le ayudará a hacer esa distinción. Pídale a su cuidador o a un amigo que le tome la mano o algún contacto no sexual. El masaje puede ser extremadamente útil durante una viaje psicodélico, pero los límites sexuales tienen que estar claros. Antes de la sesión, hable con su cuidador sobre cómo se siente usted respecto al contacto físico.

Una hiperventilación prolongada y controlada, el "trabajo de respiración holotrópica", puede ayudarle a salvar los obstáculos físicos o emocionales;

pero, a no ser que esté bastante familiarizado con esta técnica, recomiendo que haya alguien supervisándolo. Otra técnica es empujar físicamente a su cuidador o cuidadores, acumular tensión física y, en cierto momento, liberarla. Esto puede servir como impulso para atravesar obstáculos que, de otra manera, serían insalvables. Sin embargo, requiere de una aplicación hábil; los cuidadores deben saber lo que están haciendo.

SERES

La DMT, la ketamina y la salvinorina A a menudo llevan a encuentros con "seres", como podría hacerlo cualquier dosis psicodélica alta. Estas "entidades", no importa cuánto haya esperado o creído que iba a encontrarse con ellas, son casi siempre sorprendentes. Están "vivas", activas, poseen inteligencia y voluntad, e incluso podrían estar "esperándolo". Podrían comunicarse con usted —con mayor o menor efectividad— o simplemente ignorarlo, aunque sin dejar de advertir su presencia.

En el Capítulo 4: "Cómo funcionan los psicodélicos: el cerebro", ofrezco mi entendimiento de la naturaleza de esos seres. Mi conclusión es genérica y se articula en torno a la definición de "psicodélico". Quiero decir, estas sustancias revelan lo que previamente era invisible. No me decanto hacia una u otra opinión acerca de la realidad objetiva de estos seres. Ellos, al igual que los contenidos "imaginativos" de cualquier experiencia psicodélica, representan información que debemos descifrar utilizando nuestra "facultad racional" o nuestro "intelecto". ¿Cómo nos relacionamos entonces con los seres?

Valórelos como lo haría al encontrarse con cualquier extraño en una tierra extraña. No conocemos su cultura, idioma ni intenciones. No obstante, podemos sentir si son amables o agresivos, traviesos o serios; o si, por el momento, no está claro.

Una vez que confirme cierta estabilidad en sus interacciones con los seres y que haya determinado su naturaleza benigna, puede interactuar con ellos para buscar información, amor o sanación. Tenga en cuenta, sin embargo, que los viajes no dejan de fluir, y seres que al principio parecen seguros pueden tornarse feos y agresivos, mientras que los de apariencia maligna pueden volverse menos amenazadores.

Tenga cuidado al interactuar con entidades con características amenazantes como aguijones y colmillos. Escuche lo que le "dicen", pero con escepticismo. Si parecen entender sus miedos, pueden ser definitivamente útiles en su viaje. No permita que ningún ser lo fuerce a aceptar o a hacer cosas, o que se enfade cuando usted se niegue. Y, por lo que más quiera, no conspire con una entidad para manipular o dañar a alguien.

EL MAL VIAJE

Los baches pedregosos de corta duración son comunes en la mayoría de las experiencias psicodélicas. O bien pueden pasar rápidamente por sí mismos o responder a alguna de las intervenciones que ya he mencionado. Casi todo el que esté en buena salud física y mental, bien preparado, que tome una dosis razonable y que esté en un ambiente de apoyo debería superar una sesión psicodélica sintiéndose bien con lo que ha experimentado.

Para efectos adversos más intensos o prolongados hay una progresión gradual de intervenciones, de menos a más intrusivas.

Hablar francamente con alguien de confianza es la primera fase: la escucha, las preguntas y la clarificación empáticas y de apoyo le enfatizarán que lo que está experimentando es temporal. Disminuir la estimulación sensorial y/o interpersonal es esencial. El contacto físico no sexual, tal como tomar la mano o un masaje suave, puede ayudar a reducir la intensidad de una crisis potencial. Si es posible, póngase en movimiento, afuera, al aire fresco y con supervisión. Un cambio de ambiente bien pensado puede romper un círculo vicioso de confusión o miedo.

Hay un conjunto de remedios "naturales" para un mal viaje que no esté respondiendo a las intervenciones ambientales. Entre estos está la leche, la vitamina C, la niacina, la nicotinamida y otros. Ninguno de ellos está respaldado por una investigación clínica rigurosa, pero puede merecer la pena intentarlos antes de pasar a las "armas pesadas".

La medicación es el último recurso y recomiendo no intentarlo en casa. Si está pensando en finalizar su viaje con un fármaco, este debería ser administrado por personal médico. En primera línea están los tranquilizantes menores, las benzodiazepinas como el Valium o el Klonopin. La sedación es su efecto secundario más común, con el potencial de causar una disminución en la presión sanguínea y cierto aturdimiento. Finalmente, se deberían considerar los tranquilizantes mayores o "antipsicóticos" como la Torazina, el Haldol, la olanzapina o la risperidona. Además de producir sedación, estos fármacos vienen con un puñado de efectos colaterales no deseados, incluidos espasmos, rigidez y fuertes descensos en la presión arterial. Sin embargo, pueden ser efectivos cuando nada más lo es.

A Leo Zeff le gustaba bromear sobre que fuese el cuidador quien se tomase el Valium, no el cliente, cuando los efectos negativos parecen demasiado intensos. Al decir esto hacía hincapié en lo importante que son las reacciones de aquellos que están ayudando a alguien con angustia. Cuanto más tranquilos estén a su alrededor, más calmada estará la persona.

EL ENTORNO DE INVESTIGACIÓN

Participar en un estudio de investigación, tanto como paciente como voluntario "normal", trae consigo una combinación única de consideraciones sobre la actitud y el entorno. La principal diferencia es el papel del altruismo. No solo estás viajando para ti mismo, también para la investigación y comunidades mayores.

Cualquiera de los tipos de viaje que hemos discutido puede ser objeto de un proyecto científico. Los investigadores pueden desplazarse allá donde usted esté tomando un psicodélico—la llamada "investigación de campo"—; por ejemplo, una ceremonia religiosa psicodélica. Pueden extraer sangre, realizar entrevistas o hacerle llenar cuestionarios. O puede usted acudir a los propios investigadores para un estudio biológico o terapéutico.

Los equipos de investigación clínica esperan que usted les aporte algo de su viaje: muestras biológicas, ondas cerebrales, diligenciamiento de cuestionarios o una entrevista. A cambio, ellos proporcionan un ambiente cuidadosamente monitoreado, personal cualificado, drogas aprobadas por la Administración—FDA en el caso de Estados Unidos— y legalidad. El proceso de consentimiento informado pondrá por escrito sus derechos y responsabilidades, así como qué esperar como sujeto de investigación. También debería garantizar tratamiento gratuito para cualquier complicación resultante de su participación en el estudio, así como su libertad de retirarse en cualquier momento sin penalización.

Piense si su primera experiencia psicodélica completa será en este entorno. En algunos aspectos, el primer gran viaje psicodélico es como el sexo, quizás estará más cómodo como voluntario para un estudio una vez que haya tenido experiencias menos restringidas y cuidadosamente observadas. Por otro lado, el apoyo profesional disponible en un entorno empático de investigación puede hacer que tal primera experiencia resulte más significativa y menos tensa.

Hay menos flexibilidad en un ambiente de investigación respecto a la libertad de movimientos y a accesorios como la música, las velas o el incienso. Aunque las salas de hospitalización pueden ser demasiado clínicas para su gusto, hay también un conocimiento tranquilizador de que se dispone de respaldo para gestionar cualquier complicación médica imprevista.

Sugiero que se entere de si los miembros del equipo de investigación tienen experiencia con psicodélicos, en particular con la droga que va a recibir. Sorprendentemente, todavía no tenemos respuestas contundentes respecto a si los investigadores experimentados son más efectivos que los inexperimentados en maximizar los efectos positivos y/o minimizar los negativos. Sin embargo, tiene sentido que aquellos con experiencia previa harán un mejor trabajo al proporcionarnos información precisa sobre qué esperar de la droga que va a tomar. Además, si los investigadores tienen experiencia psicodélica, pueden ser más empáticos, o sea, capaces de reconocer y responder a lo que usted está sintiendo. En cualquier caso, no hay estudios de investigación actuales que incluyan a cuidadores que supervisen tomando la misma sustancia que el cliente/paciente, por lo que puede estar seguro de que todos los miembros del personal que estén en la sala con usted estarán sobrios durante su experiencia.

¿Cuál es el modelo del equipo de investigación para la experiencia psico-délica y cuáles sus creencias sobre este? En otras palabras, la actitud del equipo. Su disposición es una parte esencial del entorno. ¿Suscriben el modelo psicotomimético, que los psicodélicos producen una forma breve de esquizofrenia? Si es así, esté preparado para que sus interacciones con usted durante el viaje reflejen estas creencias, pues dichas interacciones probablemente serían diferentes si creyesen que los psicodélicos son mís-ticomiméticos o simplemente sondeos farmacológicos sobre la función cerebral y la consciencia.

Si está usted en un estudio psicoterapéutico, el modelo es similarmente importante, y tal vez aún más. Si la experiencia mística es el objetivo, ¿cómo reacciona el equipo si usted se "queda corto"? ¿Y cómo lo hará sentir eso? Y si el objetivo del proyecto terapéutico es una experiencia concreta, ¿dirigirá el equipo su viaje, sutilmente o no, en una dirección alejándolo de otra, aún si aquella que está experimentando sea completamente fascinante?

El equipo puede también dirigir la experiencia hacia un objetivo particular mediante su selección de la música. Algunos se refieren a esto, medio en broma, como "iluminación por lista de reproducción". Sin embargo, si su prioridad no es la iluminación, dicha lista de reproducción puede hacer que se sienta innecesariamente incómodo. Hable sobre la música con el equipo de investigación de antemano.

¿Y las escalas de valoración? ¿Enfatizan primordialmente efectos negativos como ansiedad, miedo, confusión y pérdida de control, como podría uno esperar en un estudio psicotomimético? ¿O el amor, la unidad, la atemporalidad y el éxtasis como en uno místicomimético? Si vuelve para otra sesión, las escalas de valoración tendrán efecto sobre esas sesiones posteriores, ya que usted estará buscando esos efectos particulares y no otros. Incluso si hay una sola experiencia con el equipo, la escala de valoración afectará la forma de verlo más tarde durante el proceso de integración. ¿Me salí de quicio? ¿Indicaban los resultados de mi cuestionario una experiencia mística "completa" o "incompleta"?

INTEGRACIÓN

La integración se refiere a "¿qué viene después?". Ahora que ha tenido una gran experiencia psicodélica, ¿qué hará con ella? Al igual que con la preparación, podemos dividir la integración en procesos de corto y largo plazo.

CORTO PLAZO

A medida que su experiencia se va apagando, probablemente tendrá hambre. Tome una comida ligera y asegúrese de beber mucho líquido. Revise las notas o audios que haya hecho. Dibuje lo que haya visto, especialmente justo después de la sesión. Adorne esas imágenes con características que reflejen sus respuestas emocionales a ellas. Una ducha o un baño caliente puede sentarle de maravilla; pero evite subir la temperatura de su cuerpo después de la MDMA, ya que la toxicidad de esta droga aumenta con temperaturas altas del cuerpo. Tómese una siesta. Asegúrese de no tener nada urgente que hacer durante el resto del día y esa noche. Tómeselo con calma durante uno o dos días después de una experiencia psicodélica grande, especialmente si es su primera. Sea amable consigo mismo, ya que acaba de volver de un gran viaje, uno que requirió planificación, atención y esfuerzo mental. El resplandor posterior a una experiencia psicodélica puede persistir durante varios días o más tras un gran viaje, por lo que siga abierto a que el proceso continúe, aunque en un nivel más sutil, casi entre bastidores.

Asegúrese de compartir sus experiencias con aquellos en quienes confía, especialmente con los que había compartido su intención de hacer el viaje; por ejemplo, amigos, mentor, maestro espiritual o terapeuta. No se querrá sentir aislado, especialmente si alguno de los efectos fue molesto, perturbador o difícil de encajar en el contexto de su vida diaria. Si viajó con un grupo es muy probable que comparta sus experiencias con los otros participantes ese mismo día o el siguiente. Esta es una gran oportunidad para entender y aprovechar lo que sucedió durante su sesión y escuchar cómo los demás enfrentaron, interpretaron y planean integrar sus experiencias. Si su sesión ocurrió en un entorno de investigación el equipo realizará una "sesión de informe" para responder cualquier pregunta, proporcionar apoyo e interpretar sus experiencias dentro de un marco teórico.

LARGO PLAZO

Leo Zeff describe cómo el viaje "ha comenzado ya" desde el momento en que uno decide hacerlo. Igualmente, usted tendrá mucho material nuevo que asimilar después de una gran experiencia, parte del cual podría extenderse a lo largo de toda su vida. Es decir, "el viaje sigue sucediendo".

Ya cubrí una buena parte de lo que es importante en la integración a largo plazo cuando traté la preparación para dicho plazo. Usted es la misma persona que era antes de hacer el viaje psicodélico, solo que ahora tiene una nueva referencia de la experiencia, señales más significativas que nunca. Por ejemplo, si las actividades creativas son primordiales en su vida, el viaje puede haberle otorgado material, convicción e información nuevos para su trabajo. Si tenía dudas sobre hacia dónde se dirigía su vida antes de la sesión, quizás haya alcanzado nueva claridad sobre la dirección que desea tomar.

Los foros en internet son útiles. Proporcionan una oportunidad de aprender de las experiencias de otros, así como de recibir apoyo para las suyas. Este tipo de revisión por parte de pares ofrece una valiosa retroalimentación y hace menos probable que vaya medio informado por caminos de inspiración psicodélica irresponsables o ilusorios.

Ahora tiene la oportunidad de alinear sus creencias y acciones con lo que sintió fueron las partes más valiosas de su sesión. Realice actividades que le recuerden y/o produzcan el mismo sentimiento de verdad, belleza, certeza y bondad. No sea tímido en esto si puede hacerlo sin perjudicarse ni dañar a los demás. Por ejemplo, he descubierto que estudiar los textos de la Biblia hebrea evoca muchos de los sentimientos y convicciones a los que llegué durante mis propias experiencias psicodélicas formativas. Este aparente cambio de enfoque desanimó a algunos que habían estado siguiendo mi trabajo, pero a mí me permitió seguir fiel a las comprensiones que había alcanzado durante mis experiencias. Al mismo tiempo, amplió el abanico de interesados en mis ideas.

Si su yoga, meditación o rezo nunca se sintieron más fuertes y significativos que mientras viajaba, vuelva a dedicarse a estas prácticas y rituales. Si vio soluciones a los obstáculos psicológicos, creativos o profesionales, siga adelante y mire cómo se desarrollan. Si se sintió bien y confiado en sí mismo como nunca antes, no olvide ese sentimiento. Escríbalo, piense en él, discútalo con gente importante en su vida y recuérdelo cuando encare circunstancias difíciles. No importa cuántas sesiones con psicodélicos haya realizado; si no ha visto ningún progreso en conseguir claridad respecto a las cuestiones urgentes, puede que sea hora de comenzar una psicoterapia en lugar de hacer más viajes.

CONSEGUIR AYUDA

Compartir y revisar las experiencias con pares tiene funciones valiosas después de un buen viaje. Esto es incluso más importante si nos encontramos atascados en una aflicción ineludible. Estos resultados negativos van desde la ansiedad o la tristeza a la depresión o la psicosis. Si se siente en un terreno inestable, busque ayuda: del cuidador, del equipo de investigación, de otros con los que haya viajado si era una experiencia en grupo, del terapeuta, del maestro o de gente que ama. Dicho seguimiento puede oscilar entre una o dos horas de compartir con un amigo de confianza hasta la hospitalización psiquiátrica. Aunque puede ser difícil mantener la perspectiva, recuerde que, en última instancia, se acabará beneficiando de trabajar y resolver los problemas inesperados que hayan surgido.

¿Y AHORA QUÉ?

¿Deberíamos viajar de nuevo? ¿Y cuándo? Las respuestas a estas preguntas variarán dependiendo de muchas de las mismas cuestiones que nos llevaron a tomar un psicodélico en primer lugar. Si simplemente queríamos ayuda con un problema específico y tuvimos éxito, quizás no necesitemos viajar de nuevo. En el otro extremo del espectro, nuestro primer viaje puede habernos iniciado en un camino espiritual o psicoterapéutico que involucre un uso regular. En este caso, el entorno debe ser supervisado, seguro y no convertirse en un culto. Por esto último me refiero a un grupo que no suprime preocupaciones o preguntas sobre sus creencias y acciones, así como las de sus líderes.

Entre estos dos polos puede que simplemente queramos "hacer un control" con nosotros mismos y con las personas importantes en nuestras vidas tomando un psicodélico de vez en cuando solos o con otros. Una o dos veces al año, cada pocos años... lo que tenga más sentido.

Incluso a una gran experiencia psicodélica puede tomarle mucho tiempo ejercer completamente sus efectos. No se frustre ni busque más experiencias con drogas para alcanzar los cambios en su vida que originalmente esperaba alcanzar. Más bien, aumente su dedicación a trabajar en lo que la primera gran sesión le enseñó.

CAPÍTULO 12

MICRODOSIFICACIÓN

La microdosificación se refiere a la toma de dosis de una droga psico-délica para efectos no psicodélicos. Más allá de esta amplia definición, hay poco consenso. Esta práctica se está haciendo cada vez más popular, y sus defensores y los medios de comunicación más entusiastas pregonan sus beneficios: mayor concentración, mayor actividad, disminución del abuso de sustancias, mejor estado de ánimo, disminución de la ansiedad, mejor meditación y mayor bienestar.

Una de los atractivos del movimiento de la microdosificación es que rompe con el estigma de "consumir drogas", "viajar en hongos" u otros comporta-mientos de la contracultura antisistema. Más bien, es estar tomando algo como una vitamina, un suplemento o, incluso, un antidepresivo o medi-cación estimulante. Aunque entiendo este enfoque, lleva la medicalización de los psicodélicos al extremo. Tratar a los psicodélicos como un "súper Prozac" elimina la novedad de la experiencia con drogas psicodélicas. Pero es esa novedad, la extrañeza del estado psicodélico, lo que atrae a la mayoría de nosotros a estas sustancias. No menosprecio las microdosis, pero es importante diferenciar entre microdosificar y una experiencia psicodélica.

El título de un estudio científico que recientemente apareció en una prestigiosa revista es: "Los adultos que toman microdosis de psicodélicos reportan motivaciones relacionadas con la salud y menores niveles de ansiedad y depresión en comparación con quienes no las toman". Suena bien, ¿no?

El principio más importante al evaluar estudios como este es: la asociación no es prueba de causalidad. Aquí va un ejemplo extremo que destaca este punto. Imagine un estudio que reporta que la gente que hace ejercicio es más feliz que la que no lo hace. ¿Significa esto que el ejercicio causa felicidad? ¿O, más bien, que es más probable que la gente que es feliz salga a hacer ejercicio que la que no? Además, la gente que hace ejercicio, ¿espera sentirse mejor? Y cuando hacen ejercicio, ¿se sienten mejor que aquellos que no esperan sentirse mejor al hacer ejercicio?

De manera similar, los resultados del estudio sobre las microdosis que señalé anteriormente ¿significan que las microdosis reducen la depresión y la ansiedad? ¿O más bien, que es más probable que la gente menos depresiva y ansiosa tome microdosis? Además, las encuestas para estos estudios sondean a aquellos que esperan beneficiarse de las microdosis. En primer lugar, ¿por qué lo harían si no? De nuevo, nos enfrentamos a una serie de factores relacionados con los placebos: expectativas, sesgo de selección y sugestionabilidad.

La ciencia de la microdosificación está todavía en pañales. Al momento de este escrito (marzo de 2022) apenas hay una docena de estudios de laboratorio; y todos, excepto uno, administraron una única microdosis en lugar de hacerlo varias veces a lo largo del tiempo. Como tenemos muy pocos datos, no es posible proporcionar conclusiones o recomendaciones definitivas respecto a qué precisamente es la microdosificación y cuáles son sus efectos positivos o negativos.

DOSIS DE LA MICRODOSIFICACIÓN

Una definición común de microdosis es entre una décima y una doceava parte de una dosis activa de una droga psicodélica. Sin embargo, esto no es de mucha ayuda, porque necesitamos empezar por la pregunta: "¿Qué es una "dosis activa"? ¿Es la cantidad que produce una experiencia psicodélica media, intensa o suave? Además, la sensibilidad a los psicodélicos varía entre las personas e, incluso, para la misma persona a lo largo del tiempo. Una décima parte de una "dosis activa" en una persona podría ser una microdosis subpsicodélica, mientras que en otra persona podría causar un efecto fuerte. Además, las respuestas a las microdosis pueden variar de un día a otro.

Mi enfoque es dividir las microdosis en "diminutas", "muy pequeñas" y "pequeñas". Y en todos los casos podemos llamarlas dosis "subpsicodélicas". Sin embargo, eso no significa "subpsicoactivas". Usaré el LSD para los ejemplos, ya que sus dosis están más estandarizadas que las de la DMT de la ayahuasca o las de la psilocibina de los hongos.

Dosis "diminutas" son aquellas que no producen efectos subjetivos agudos; es decir, son no psicoactivas. En un estudio de laboratorio los voluntarios no podrían diferenciar la droga de un placebo inerte como el agua o una píldora de azúcar. Esto serían no más de 5 a 10 µg de LSD.

Las dosis "muy pequeñas" producen efectos agudos notables como los de otras drogas no psicodélicas; en particular, los estimulantes como la cafeína o el metilfenidato (Ritalina). Hay un incremento en la energía, el enfoque y la concentración; un aligeramiento del estado de ánimo y un pensamiento más rápido o claro. Una dosis "muy pequeña" iría de 10 a 20 µg de LSD.

Las dosis "pequeñas"—mayores de 20 µg de LSD— son aquellas que nos sugieren lo que está por venir si aumentásemos un poco más la dosis; por ejemplo, efectos perceptuales sutiles tales como que la habitación adquiere un mínimo indicio de resplandor, ideas y asociaciones más novedosas y creativas, así como un leve sentido de la anticipación, una presión interior de expectación. Estos son los tipos de efectos que se sienten al comienzo de una experiencia de dosis completas.

SUSTANCIAS

Las drogas más populares para microdosis son el LSD y la psilocibina, especialmente esta última en la forma de hongos secos o en infusión. Algunos utilizan dosis bajas de la ayahuasca con DMT, así como de ibogaína. Por otra lado está el "apilamiento", que es la práctica de añadir otras sustancias que, teóricamente, realzan los beneficios potenciales de las dosis bajas de los compuestos clásicos. Entre estas se incluyen el cacao o chocolate, la niacina y ciertas hongos medicinales. Microdosificar la ketamina es raro, al menos dentro del modelo de las microdosis con psicodélicos clásicos. Es decir, la gente toma dosis bajas no psicodélicas de ketamina debido a una depresión o al dolor, pero no para mejorar su bienestar.

Ni la DMT ni la 5-MeO-DMT son activas oralmente, por lo que tomas microdosificadas orales de estos compuestos no tendrán efecto farmacológico. Uno podría combinar ambas con un inhibidor de monoaminooxidasa como semillas de ruda siria, lo cual podría producir una farmacología tipo ayahuasca. Además, la disponibilidad de vapeadores que contienen pequeñas concentraciones de estos compuestos hacen factible la microdosificación por vapeo.

A pesar de que las microdosis de MDMA no son tan populares como las de las drogas clásicas, también ocurren. Mi preocupación acerca de la neurotoxicidad de la MDMA hace que no me incline por recomendar tomarla en microdosis. Toda la información disponible, tanto en humanos como en animales, sugiere que a más MDMA, más neurotoxicidad.

RÉGIMEN

¿Qué tan a menudo toma la gente microdosis? ¿Y durante cuánto tiempo?

Los efectos a largo plazo de la exposición a los psicodélicos difieren de los de una administración aguda o única. Los primeros estudios sobre dosis bajas diarias de LSD en pacientes deprimidos, por ejemplo, mostraron un tiempo de mejora como el que se ve con los antidepresivos tradicionales administrados diariamente por varias semanas. Esto no es sorprendente, ya que las dosis diarias de LSD y las de antidepresivos ISRS producen los mismos cambios en los receptores de cerebros de roedores. Aunque se desarrolla tolerancia a los efectos agudos del LSD, los cambios en los receptores continúan evolucionando y podrían ser responsables de la mejora en el estado de ánimo.

Hay que recordar, también, que los efectos psicoplastogénicos de los psicodélicos clásicos y de la ketamina se producen en animales en dosis no psicodélicas luego de una única administración. Estos efectos continúan hasta un mes después de la exposición y más en el caso de la psilocibina que en el de la ketamina. Esto sugiere que una dosificación de una vez al mes con psilocibina puede ser adecuada para producir cambios psicoplastogénicos. Y si estos cambios median los efectos de la microdosificación en humanos, entonces una dosis mensual podría ser todo lo que se necesita. La microdosificación con ayahuasca es un caso único ya que contiene compuestos inhibidores de la MAO similares a los antidepresivos de formulación. Así, además de los efectos psicoplastogénicos de la DMT, hay factores adicionales en juego debido a los efectos concurrentes sobre la MAO.

Uno puede decidir tomar una microdosis solo "según se necesite"; por ejemplo, para estudiar antes de un examen importante. En este caso los efectos tipo estimulante son probablemente indistinguibles de aquellos de los fármacos de prescripción tradicionales como la anfetamina o el metilfenidato. Los efectos estimulantes de las dosis bajas de psicodélicos son el objeto de un estudio planeado sobre los efectos del LSD en el ADHD (trastorno de déficit de atención, por sus siglas en inglés).

En un punto intermedio están las tomas de microdosis en más días que no. Esta es la estrategia que más frecuentemente defienden los manuales de microdosificación. Aquí probablemente estamos viendo una combinación de efectos agudos no psicodélicos, pero psicoactivos, además de modificaciones a largo plazo de la función y la actividad psicoplastogénicas de los receptores. Por otro lado, hay poco apoyo científico a este modelo. ¿Tienen los días sin dosis la intención de reducir la tolerancia a los efectos psicoactivos agudos de la droga? Si es así, esto podría requerir más de uno o dos simples días de abstinencia. Además, si se encuentra que los efectos agudos son beneficiosos, ¿no tendría más sentido tomar microdosis diarias?

RESULTADOS DE LAS ENCUESTAS

Estudios naturalistas de encuestas en internet reclutan a usuarios y no usuarios de microdosis y comparan cualquier número de variables entre ambos grupos. Los efectos de la expectación—que contribuye a la respuesta placebo— pueden ser tan responsables de los resultados positivos como las propias drogas[54]. Es decir, si uno espera sentirse mejor gracias a las microdosis y entonces empieza a tomarlas, lo más probable es que se sienta mejor. Y si los efectos no psicoactivos o no psicodélicos mejoran la respuesta placebo, tal como sugerí en el Capítulo 6, esto podría producir aún más efectos sustanciales.

Aunque la mayoría de los informes sugieren beneficios, no todos lo hacen. Por ejemplo, algunos encuestados reportaban ansiedad y/o depresión, insomnio, malestar físico, dolor de cabeza, fatiga, náuseas, sobreestimulación y mareos.

DATOS DE INVESTIGACIÓN CLÍNICA

Los estudios de laboratorio sobre microdosis en humanos apenas están comenzando. El consenso es que una única administración de microdosis hace algo, psicológico y/o fisiológico. Es decir, las microdosis son diferenciables del placebo, y los usuarios describen sus efectos como un "viaje suave". Así que en este caso estamos tratando con dosis "muy pequeñas" y "pequeñas", pero no con las dosis "diminutas" no psicoactivas.

Solo un estudio ha utilizado un régimen de dosificaciones repetidas, administrando LSD cuatro veces en intervalos de 3 o 4 días. Ni las dosis de 13 μg ni las de 26 μg causaron efectos medibles en el estado de ánimo o la cognición. Otra investigación, que administraba una única dosis de LSD o psilocibina, describía una reducción aguda en los síntomas obsesivo-compulsivos,

---

54. La expectación también contribuye a la respuesta nocebo, que se refiere a los efectos adversos de tomar una sustancia inactiva.

aumento en los sentimientos de disociación, efectos variables sobre la energía, menor sensibilidad al dolor, creatividad incrementada y una sensación subjetiva de que el paso del tiempo se acelera. Las dosis bajas de psicodélicos pueden aumentar o disminuir la vigilancia, la concentración y la memoria funcional. En otro estudio una dosis baja de psilocibina no tuvo efecto en los procesos emocionales. La investigación con imagenología de funciones cerebrales demuestra que pequeñas dosis de LSD en voluntarios normales incrementan la conectividad global, lo cual parece importante en la respuesta antidepresiva de las dosis completas de psicodélicos. Así, las microdosis pueden ser tan efectivas para tratar la depresión como las dosis psicodélicas completas.

¿EFECTOS CARDÍACOS?

Una preocupación teórica sobre el uso diario de compuestos clásicos es su potencial de perjudicar los valores cardíacos al estimular crónicamente el receptor 2B de la serotonina. Sin embargo, esta puede ser una preocupación más teórica que real, ya que no estoy al tanto de ningún reporte acerca de cardiopatías valvulares en usuarios crónicos de ayahuasca, quienes la pueden tomar varias veces a la semana por décadas en las iglesias que utilizan la ayahuasca o en entornos chamánicos.

CONCLUSIONES

Así pues, ¿vale la pena tomar microdosis? Como todo lo demás en este libro, uno debe hacer balance de la relación riesgo-beneficio. En el caso de las microdosis creo que el riesgo es bajo, especialmente en el caso de la vía oral de los psicodélicos clásicos y la ketamina. Digo esto cuando se trata de personas que no tienen ninguna afección física o psiquiátrica subyacente, ni están tomando medicaciones u otras sustancias que podrían hacer peligrosa a una droga psicodélica. Aunque el beneficio "verdadero" también puede ser bajo, el beneficio tangible podría ser mayor. Es decir, los efectos placebo son reales, y en la medida en que podamos aprovechar esos efectos en nuestro beneficio, merece la pena hacerlo. Por supuesto, uno debe hacer la tarea, actuar con la debida diligencia, conocer sus fuentes, y estar preparado para parar y buscar ayuda si sucede algo indeseable.

CAPÍTULO 13

LA LEY

Ni Ulysses Press ni yo abogamos por consumir drogas o quebrantar la ley. No obstante, la gente ha tomado sustancias que alteran la mente —legales e ilegales— a lo largo de la historia. Esto no cambiará a corto plazo. Por lo tanto, este libro es un intento de educar a aquellos que están dispuestos a participar en actividades a menudo ilegales. Aunque uno podría llamar a este enfoque "reducción de daños", también participa de una "optimización de beneficios".

LA LEY DE SUSTANCIAS CONTROLADAS DE 1970

Las leyes federales prohíben la importación, fabricación, distribución, posesión y uso inapropiado ilegalmente de sustancias controladas. Hay cinco listas de sustancias controladas, dentro de las cuales las de Clasificación I son las más restrictivas. Aquí es donde residen los psicodélicos clásicos, la MDMA y la marihuana (!). El criterio se basa en que su potencial de abuso es elevado, no tienen uso médico alguno aceptado e, incluso bajo supervisión médica, carecen de seguridad aceptable. La DEA (Administración para el Control de Drogas de Estados Unidos) es responsable de la clasificación de las drogas en los diferentes tipos.

La cocaína, la metanfetamina y el fentanilo están entre las drogas de Clasificación II, ya que tienen utilidad médica: anestesia ocular, trastorno de déficit de atención y dolor, respectivamente. Las drogas de Clasificación III son menos propensas al abuso y se ha aceptado su uso médico; por ejemplo, la ketamina para anestesiar. La ketamina genérica para la depresión, sin embargo, es un uso para una indicación no recogida en la ficha técnica[55]. Esto significa que los profesionales podrían usarla para propósitos diferentes de la anestesia, para los cuales hay evidencia respecto a su eficacia. Los pacientes deben dar consentimiento informado reconociendo que están recibiendo ketamina para un uso no aprobado por la FDA.

Uno podría argumentar que la actual investigación psicodélica indica seguridad bajo supervisión médica, así como una posible utilidad médica tal como las terapias para la depresión, el trastorno de estrés postraumático o el abuso de sustancias. La FDA reconoce esto al designar la MDMA y la psilocibina como terapias de avanzada para el trastorno de estrés postraumático y la depresión, respectivamente. Sin embargo, continúan siendo drogas de Clasificación I según la DEA.

La Ley de Sustancias Análogas de la década de 1990 igualmente sitúa dentro de la Clasificación I a los compuestos estructuralmente similares a las drogas de Clasificación I o que tienen efectos similares. El Congreso aprobó esta ley para criminalizar las "drogas de diseño" que los químicos desarrollan para esquivar las prohibiciones contra los compuestos conocidos dentro de la Clasificación I. Por ejemplo, se puede añadir un grupo metilo aquí o eliminar un grupo hidroxilo allá en una droga de Clasificación I y conservar los efectos psicodélicos; pero esta droga no aparecería en la lista de compuestos catalogados.

La DEA puede "clasificar de emergencia" cualquier droga que se asome en su radar como candidata para la Clasificación I. Después de esta clasificación de emergencia, hay un período de opinión pública y, luego, la DEA decide si incluirla formalmente o no entre las drogas de Clasificación I. Esto es lo que sucedió con la MDMA en la década de 1980. La DEA recientemente colocó varias triptaminas novedosas dentro de la Clasificación I,

---

55. Sin embargo, la FDA ha aprobado el Spravato patentado para las depresiones resistentes a tratamiento en combinación con una terapia antidepresiva que ya esté en curso.

una de las cuales es candidata principal para la producción de una empresa comercial de producción de psicodélicos.

La ley también permite a la DEA monitorizar cuidadosamente y procesar legalmente el tráfico de "sustancias químicas de la lista", que son precursoras necesarias para sintetizar sustancias controladas. Se trata de la "lista de vigilancia" de la DEA.

DESCRIMINALIZACIÓN Y LEGALIZACIÓN

La participación en estudios de investigación clínica aprobados no tiene riesgo legal, aunque sigue existiendo el estigma de "haber viajado en ácido"[56]. Sin embargo, el uso fuera de los entornos de investigación aprobados por el Gobierno federal para todas estas drogas en los Estados Unidos es ilegal bajo la mayoría de las leyes municipales y estatales, así como todas las federales.

Las leyes federales prevalecen sobre las estatales y municipales, y las leyes estatales prevalecen sobre las municipales. Esta es la consideración legal más importante que debe tener en cuenta cuando decida tomar una droga psicodélica en los EE. UU. Un creciente número de jurisdicciones —estatales, condales y municipales— han "descriminalizado" varios aspectos de las actividades relacionadas con las sustancias psicodélicas. Entre estos se incluyen el cultivo, síntesis, posesión, distribución, administración o consumo de tales sustancias. Sin embargo, la DEA federal puede intervenir en cualquier momento para arrestar y procesar. Además, los estados pueden aplicar leyes antidrogas a pesar de que se haya promulgado su descriminalización por parte del municipio o el condado.

---

56. O, tal como dijo una vez el director de un centro de investigación clínica en el cual realicé mis estudios sobre la DMT y la psilocibina: "Están fumando hongos ahí detrás".

Hay dos importantes conceptos que mucha gente utiliza indiferentemente, pero que no son idénticos: la descriminalización y la legalización.

La descriminalización reduce las penas por posesión de psicodélicos y puede ocurrir de una o dos maneras. La posesión de pequeñas cantidades de psicodélicos para uso personal "no comercial" es ahora mismo solo una transgresión o infracción civil[57]. Sin embargo, adquirir psicodélicos para uso personal sigue siendo a través de mercados ilegales.

Otro modo en el que funciona la descriminalización es instruir a las fuerzas de orden público a hacer que el combate contra el uso personal de psicodélicos sea la menor de sus prioridades. Sin embargo, la posesión de cantidades mayores a las permitidas para uso personal, su venta a menores de edad, la fabricación y la distribución siguen siendo delitos mayores[58].

La descriminalización es, a menudo, el primer paso hacia la legalización, la cual pone en marcha recursos estatales más sustanciales. A la fecha, solo Oregón ha legalizado los "productos de psilocibina". Estos incluyen hongos frescos o secos y comidas o brebajes que contengan extractos de los hongos de psilocibina. Aquellos que deseen producir, transportar, administrar o vender psicodélicos deben obtener una licencia estatal. Solo los "centros" o "lugares de administración" de psicodélicos legalizados pueden dispensar productos de psilocibina. Estos sitios y personas que administran psicodélicos deben cumplir con los requisitos de las certificaciones

---

57. Una transgresión o infracción civil puede conllevar una multa y/o un programa de tratamiento obligatorios. Las multas por exceso de velocidad, por saltarse un semáforo en rojo, por infracciones de acampada y por pasear un perro sin correa son algunos ejemplos. Se puede ser responsable o no de estas infracciones, pero no inocente o culpable. Puede haber consecuencias por infracciones civiles; digamos, en el caso de una multa por exceso de velocidad pueden incrementarle las tarifas de su seguro o puede perder la licencia de conducir temporalmente. En general, allí donde la posesión de pequeñas cantidades de droga sea una infracción, esta no aparecerá en sus antecedentes penales.

58. Un delito mayor es castigable con tiempo en prisión estatal. Un asesinato, un incendio provocado o una violación son delitos mayores. Además, delitos menos severos como agresión con un arma mortal, destrucción dolosa de propiedad por encima de un determinado valor, son también delitos mayores. Las consecuencias a largo plazo de ser un "delincuente o felón convicto" son graves.

estatales[59]. California podría ser el siguiente estado que legalice los psico-délicos. Una propuesta de ley legaliza su posesión, cultivo y "compartición".

La legislación sobre las drogas psicodélicas también varía ampliamente de un país a otro. Por ejemplo, en las Bahamas es legal comprar, poseer, vender y usar tanto la psilocibina como los hongos que la contienen. En Jamaica no hay legislación que prohíba la psilocibina o los hongos que la contienen, en vez de una legislación que permita su uso. En los Países Bajos las trufas con psilocibina son legales, pero los hongos de psilocibina no. Además, el nivel de aplicación de las leyes internacionales sobre drogas varía enormemente.

Hay una máxima del Talmud que estoy seguro de que tiene homólogas por todo el mundo: "La ley de la tierra es la ley". Le corresponde a usted familia-rizarse con la situación legal en cada país de cualquier sustancia psicodélica que intente consumir. Y le aconsejo tener a mano el número de teléfono de un abogado especializado en casos de drogas por si surgen problemas.

---

59. Oregón ha descriminalizado también la posesión de cualquier droga para uso personal.

CAPÍTULO 14

PALABRAS FINALES

Cuando empecé a escribir "*El manual de las sustancias psicodélicas*", pensé que estaba al día en las últimas investigaciones acerca de estas extraordinarias sustancias. Aunque terminé mis estudios en la Universidad de Nuevo México en 1995, he seguido la literatura, sido mentor de estudiantes, dado conferencias, concedido entrevistas, asesorado a entidades académicas y farmacéuticas, y revisado manuscritos para revistas científicas. Sin embargo, cuando empecé a redactar una síntesis sobre el "estado actual" de los psicodélicos, me di cuenta de la rapidez con que las cosas han evolucionado en los últimos dos años. Ha habido una verdadera explosión en la investigación académica, el interés del capital de riesgo, la atención de los medios y el debate religioso sobre las drogas psicodélicas.

Este libro ha cubierto mucho territorio en poco espacio. En lugar de cabildear a favor o en contra del uso de psicodélicos, mi propósito ha sido el de educar; o sea, proporcionar información sobre estas extraordinarias sustancias a aquellos que buscan una presentación equilibrada por parte de un experto en el campo. Si he tenido éxito, eso dirá que ahora tiene suficiente información para saber qué preguntas hacer si desea profundizar en sus estudios.

También ha sido mi objetivo poner al día a quienes tienen una formación o antecedentes previos en el mundo de los psicodélicos, revisando los modelos biológicos y psicológicos dominantes por sus efectos. Quizás, como resultado, ¡algunos lectores idearán sus propios experimentos científicos!

La gente toma drogas psicodélicas. Cuanto más sepan sobre lo que están tomando y sobre cómo tomarlas, menos problemas encontrarán; e, igualmente importante, experimentarán más beneficios. Aunque mucha de la información científica que he presentado es específica para cada droga, mi intención ha sido también enseñar principios generales pertinentes a todas las experiencias con drogas psicodélicas. Es decir, además de la droga y sus dosis, la actitud y el entorno dentro de los que uno toma una droga psicodélica determinan en última instancia sus efectos.

Es un desafío extraordinario comprender y estudiar la consciencia, la mente, el cerebro y el espíritu. Hubo una vez en que los psicodélicos detentaron la gran promesa de ayudarnos a responder algunas de nuestras preguntas más profundas: por qué pensamos, actuamos o sentimos del modo en que lo hacemos; la naturaleza de la creatividad, los sueños, la locura, las experiencias espirituales y la muerte; incluso el tejido de la propia realidad. Ahora, luego de toda una generación de abandono, una vez más contamos con estas poderosas herramientas "reveladoras de la mente" disponibles para ayudar a abordar estas preguntas. Creo que hemos aprendido de los errores que cometimos durante la primera oleada de entusiasmo por los psicodélicos, y aguardo con interés una larga y productiva era de estudio y aplicación de sus efectos para el bien común.

LECTURAS RECOMENDADAS

CAPÍTULO 1. ¿QUÉ SON LOS PSICODÉLICOS?

Grinspoon, L. y Bakalar, J. B. (1979). *Psychedelic Drugs Reconsidered* [Reconsideración de las drogas psicodélicas]. New York: Basic Books.

Huxley, A. (2009). *The Doors of Perception* and *Heaven and Hell*, New York: Harper Perennial Modern Classics. Traducción (2002). *Las puertas de la percepción y Cielo e infierno*. Barcelona: Edhasa.

Lee, M. A. y Shlain, B. (1986). *The Complete Social History of LSD, the CIA, the Sixties, and Beyond (Revised)* New York: Grove Press. Traducción (2002). *Sueños de ácido. Historia social del LSD: La CIA, los 60 y más allá. Editorial Página Indómita.*

Lewin, L. (1998). *Phantastica: A Classic Survey on the Use and Abuse of Mind-Altering Plants* [Fantástica: un estudio clásico sobre el uso y abuso de las plantas alterantes de la mente]. Rochester, Vermont: Inner Traditions/Bear & Co.

McQueen, D. (2021). *Psychedelic Cannabis, Breaking the Gate* [Cannabis psicodélica, la rotura de la puerta]. Rochester, Vermont: Inner Traditions/Bear & Co.

Pollan, M. (2018). *How to Change Your Mind. What the New Science of Psychedelics Teaches Us about Consciousness, Dying, Addiction, Depression, and Transcendence* New York: Penguin Press. Traducción (2019). *Cómo cambiar tu mente. Lo que la nueva ciencia de la psicodelia nos enseña sobre la consciencia, la muerte, las adicciones, la depresión y la trascendencia*. DEBATE, Penguin Random House Grupo Editorial.

Rästch, C. (2005). *The Encyclopedia of Psychoactive Plants* [La enciclopedia de las plantas psicoactivas]. Rochester, Vermont: Park Street Press.

Schultes, R. E., Hofmann, A. y Rästch, C. (1998). *Plants of the Gods*. Rochester, Vermont: Healing arts Press. Traducción (2021). *Plantas de los dioses: orígenes del uso de los alucinógenos*. México: Fondo de cultura económica.

Stafford, P. (2013). *Psychedelics Encyclopedia* [La enciclopedia de los psicodélicos]. Berkeley, California: Ronin Publishing.

Stevens, J. (1998). *Storming Heaven: LSD and the American Dream* [Cielo tormentoso: LSD y el sueño americano]. New York: Grove Press.

CAPÍTULO 2. LOS MUCHOS NOMBRES DE LOS PSICODÉLICOS: POR QUÉ SON IMPORTANTES

Gerber, D. J. y Tonegawa, S. (2004). "Psychotomimetic Effects of Drugs—A Common Pathway to Schizophrenia?" ["Efectos psicotomiméticos de las drogas: ¿un camino común hacia la esquizofrenia?"]. *New England Journal of Medicine*, 350, 1047–1048.

Gillin, J. C., Kaplan, J., Stillman, R. y Wyatt, R. J. (1976). "The Psychedelic Model of Schizophrenia: The Case of N,N-dimethyltriptamine" ["El modelo psicodélico de la esquizofrenia: el caso de la N,N-dimetiltriptamina"]. *American Journal of Psychiatry*, 133, 203–208.

Hollister, L. (1962). "Drug-Induced Psychoses and Schizophrenic Reactions: A Critical Comparison" ["Reacciones psicóticas y esquizofrénicas inducidas: Una comparación crítica"]. *Annals of the New York Academy of Science*, 96, 80–92.

James, W. (1991). *The Varieties of Religious Experience* [Las variedades de la experiencia religiosa]. New York: Triumph Books.

Lahti, A. C., Weiler, M. A., Tamara, M., Parwani, A. y Taminga, C. A. (2001). "Effects of Ketamine in Normal and Schizophrenic Volunteers" ["Efectos de la ketamina en voluntarios normales y esquizofrénicos"]. *Neuropsychopharmacology*, 25(4), 455–467. doi: 10.1016/S0893—133X(01)00243-3.

Richards, W. A. (2016). *Sacred Knowledge. Psychedelics and Religious Experiences* [Conocimiento Sagrado. Psicodélicos y experiencias religiosas]. New York: Columbia University Press.

Vardy, M. M. y Kay, S. F. (1983). "LSD Psychosis or LSD-Induced Schizophrenia? A Multi-Method Inquiry" ["¿Psicosis de LSD o esquizofrenia inducida por el LSD? Una consulta multimetódica"]. *Archives of General Psychiatry*, 40, 877–883.

Sanz, C. y Tagliazucchi, E. (2018). "The Experience Elicited by Hallucinogens Presents the Highest Similarity to Dreaming with a Large Database of Psychoactive Substance Reports" ["La experiencia provocada por alucinógenos presenta la mayor similitud con los sueños en los reportes de una gran base de datos sobre sustancias psicoactivas"]. *Frontiers in Neuroscience*, 12(7). doi: 10.3389/fnins.2018.00007.

CAPÍTULO 3. ¿PARA QUÉ SON BUENOS LOS PSICODÉLICOS? ¿CUÁLES SON SUS RIESGOS?

Beneficios

Bogenschutz, M. P., Forcehimes, A. A., Pommy, J. A., Wilcox, C. E., Barbosa, P. C. y Strassman, R. J. (2015). "Psilocybin-assisted Treatment for Alcohol Dependence: A Proof-of-Concept Study" ["Tratamiento asistido por psilocibina para la dependencia del alcohol: un estudio de prueba de concepto"]. *Journal of Psychopharmacology*, 29(3), 289–299. doi: 10.1177/0269881114565144.

Carhart-Harris, R., Giribaldi, B., Watts, R., Baker-Jones, M., Murphy-Beiner, A., Murphy, R.,... Nutt, D. J. (2021). "Trial of Psylocibin versus Escitalopram for Depression" ["Ensayo de psilocibina *versus* Escitalopram para la depresión"]. *New England Journal of Medicine, 384*(15), 1402–1411. doi: 10.1056/NEJMoa2032994.

Griffiths, R. R., Johnson, M. W., Carducci, M. A., Umbricht, A., Richards, W. A., Richards, B. D.,... Klinedinst, M. A. (2016). "Psilocybin Produces Substantial and Sustained Decreases in Depression and Anxiety in Patients with Life-Threatening Cancer: A Randomized Double-Blind Trial" ["La psilocibina produce disminuciones sustanciales y sostenidas en la depresión y la ansiedad en pacientes con cánceres que amenazan la vida: un ensayo aleatorio doble ciego"]. *Journal of Psychopharmacology, 30*(12), 1181–1197. doi: 10.1177/0269881116675513.

Harman, W. W., McKim, R. H., Mogar, R. E., Fadiman, J. y Stolaroff, M. J. (1966). "Psychedelic Agents in Creative Problem Solving: A Pilot Study" ["Agentes psicodélicos en la resolución creativa de problemas. Un estudio piloto"]. *Psychological Reports*, 19, 211–227. doi: 10.2466%2Fpr0.1966.19.1.211.

Jiménez-Garrido, D. F., Gómez-Sousa, M., Ona, G., Dos Santos, R. G., Hallak, J. E. C., Alcázar-Córcoles, M. Á. y Bouso, J. C. (2020). "Effects of Ayahuasca on Mental Health and Quality of Life in Naïve Users: A Longitudinal and Cross-Sectional Study Combination" ["Efectos de la ayahuasca en la salud mental y la calidad de vida en usuarios ingenuos: una combinación de estudio longitudinal y transversal"]. *Scientific Reports*, 10(1), 4075. doi: 10.1038/s41598−020−61169−x.

Johnson, M. W., García-Romeu, A., Cosimano, M. P. y Griffiths, R. R. (2014). "Pilot Study of the 5-HT2AR Agonist Psilocybin in the Treatment of Tobacco Addiction" ["Estudio piloto de la psilocibina agonista del 5-HT2AR en el tratamiento de la adicción al tabaco"]. *Journal of Psychopharmacology, 28*(11), 983–992. doi: 10.1177/026988111458296.

Reiff, C. M., Richman, E. E., Nemeroff, C. B., Carpenter, L. L., Widge, A. S., Rodríguez, C. I.,... McDonald, W. M. (2020). "Psychedelics and Psychedelic-Assisted Psychotherapy" ["Psicodélicos y psicoterapia asistida por psicodélicos]. *American Journal of Psychiatry*, 177(5), 391–410. doi: 10.1176/appi.ajp.2019.19010035.

Ross, S., Bossis, A., Guss, J., Agin-Liebes, G., Malone, T., Cohen, B.,... Schmidt, B. L. (2016). "Rapid and Sustained Symptoms Reduction Following Psilocybin Treatment for Anxiety and Depression in Patients with Life-Threatening Cancer: A Randomized Controlled Trial" ["Reducción rápida y sostenida de los síntomas tras el tratamiento con psilocibina para la ansiedad y la depresión en pacientes con cáncer potencialmente mortal: un ensayo aleatorio controlado"]. *Journal of Psychopharmacology*, 30(12), 1165–1180.

Riesgos

Gable, R. S. (1993). "Toward a Comparative Overview of Dependence Potential and Acute Toxicity of Psychoactive Substances Used Nonmedically" ["Hacia una visión comparativa del potencial de dependencia y la toxicidad aguda de las sustancias psicoactivas de uso no médico"]. *American Journal of Drug and Alcohol Abuse*, 19, 263–281.

Gómez-Sousa, M., Jiménez-Garrido, D. F., Ona, G., Dos Santos, R. G., Hallak, J. E. C., Alcázar-Córcoles, M. Á. y Bouso, J. C. (2021). "Acute Psychological Adverse Reactions in First-Time Ritual Ayahuasca Users: A Prospective Case Series" ["Reacciones psicológicas adversas agudas en usuarios de ayahuasca ritual por primera vez: una serie prospectiva de casos"]. *Journal of Clinical Psychopharmacology*. doi: 10.1097/jcp.0000000000001343.

Hall, W. (2021). "Ending the Silence around Psychedelic Therapy Abuse" ["Acabando con el silencio sobre el abuso en las terapias psicodélicas"]. Extraído de la página web de Mad in America: https://www.madinamerica.com/2021/09/ending-silence-psychedelic-therapy-abuse.

Halpern, J. H. y Pope, H. G., Jr. (2003). "Hallucinogen Persisting Perception Disorder: What Do We Know After 50 Years?" ["Trastorno de percepción alucinatoria persistente: ¿qué sabemos después de 50 años?"]. *Drug and Alcohol Dependence*, 69, 109–119.

Malcolm, B. y Thomas, K. (2001). "Serotonin Toxicity of Serotonergic Psychedelics" ["Toxicidad serotónica de los psicodélicos serotoninérgicos"]. *Psychopharmacology*. doi: 10.1007/s00213-021-05876-x.

Müller, F., Kraus, E., Holze, F., Becker, A., Ley, L., Schmid, Y.,... Borgwardt, S. (2022). "Flashback Phenomena after Administration of LSD and Psilocybin in Controlled Studies with Healthy Participants" ["Fenómenos de *flashback* tras la administración de LSD y psilocibina en estudios controlados con participantes sanos"]. *Psychopharmacology*. doi: 10.1007/s00213-022-06066-z.

Strassman, R. J. (1984). "Adverse Reactions to Psychedelic Drugs. A Review of the Literature" ["Reacciones adversas a las drogas psicodélicas. Una revisión de la literatura"]. *Journal of Nervous and Mental Disease*, 172, 577–595.

CAPÍTULO 4. CÓMO FUNCIONAN LOS PSICODÉLICOS: EL CEREBRO

Carhart-Harris. R. L. y Friston, K. J. (2019). "REBUS and the Anarchic Brain: Toward a Unified Model of the Brain Action of Psychedelics" ["REBUS y el cerebro anárquico: hacia un modelo unificado de la acción de los psicodélicos en el cerebro"] *Pharmacological Reviews*, 71, 316–344. doi: 0.1124/pr.118.017160.

da Silva, M. G., Daros, G. C. y Bitencourt, R. M. (2020). "Anti-Inflammatory Activity of Ayahuasca: Therapeutical Implications in Neurological and Psychiatric Diseases" ["Actividad antiinflamatoria de la ayahuasca: implicaciones terapéuticas en enfermedades neurológicas y psíquiátricas"]. *Behavioural Brain Research*. doi: 10.1016/j.bbr.2020.113003.

Nichols, D. E. (2016). "Psychedelics" ["Psicodélicos"]. *Reviews*, 68, 264–355.

Olson, D. E. (2022). "Biochemical Mechanisms Underlying Psychedelic-Induced Neuroplasticity" [Mecanismos bioquímicos subyacentes a la neuroplasticidad inducida por los psicodélicos"]. *Biochemistry*. doi: 10.1021/acs.biochem.1c00812.

Saeger, H. N. y Olson, D. E. (2021). "Psychedelic-Inspired Approaches for Treating Neurodegenerative Disorders" ["Enfoques inspirados en los psicodélicos para el tratamiento de los trastornos neurodegenerativos"]. *Journal of Neurochemistry*, 19. doi: 10.1111/jnc.15544.

Vollenweider, F. X. y Smallridgem J. W. (2022). "Classic Psychedelic Drugs: Update on Biological Mechanisms" ["Drogas psicodélicas clásicas: actualización sobre los mecanismos biológicos"]. *Pharmacopsychiatry*. doi: 10.1055/a-1721-2914.

CAPÍTULO 5. CÓMO FUNCIONAN LOS PSICODÉLICOS: LA MENTE

Das, L. S. (1995). *The Facts of Life from a Buddhist Perspective, the Three Trainings, Four Noble Truths, Five Skandhas, Six Perfections, Eightfold Path, and More.* [Los hechos de la vida desde una perspectiva budista, los tres entrenamientos, las cuatro nobles verdades, los cinco skandhas, las seis perfecciones, el sendero óptuple y más]. Cambridge, Massachusetts: Dzogchen Publications.

Hall, C. S. (2016). *A Primer of Freudian Psychology* [Un manual de psicología freudiana]. New York: Plume.

Savage, C. (1955). "Variations in Ego Feeling Induced by D-Lysergic Acid Diethylamide (LSD-25)" ["Variaciones en la sensación del ego inducidas por la dietilamida del ácido lisérgico (LSD-25)"]. *Psychoanalytic Review*, 41, 1–16.

Strassman, R. (2014). *DMT and the Soul of Prophecy*. Rochester, Vermont: Park Street Press. Traducción (en sitio web). *DMT y el alma de la profecía*. https://www.scribd.com/document/382710070/Dmt-y-El-Alma-de-La-Profecia-Libro#

CAPÍTULO 6. PSICODÉLICOS, PANACEAS, PLACEBOS Y PSICOPLASTÓGENOS

Carhart-Harris, R. L., Kaelen, M., Whalley, M. G., Bolstridge, M., Feilding, A. y Nutt, D. J. (2014). "LSD Enhances Suggestibility in Healthy Volunteers" ["El LSD mejora la sugestionabilidad en voluntarios sanos"]. *Psychopharmacology*, 232(4), 785–794. doi: 10.1007/s00213-014-3714-z.

Dupuis, D. (2021). "Psychedelics as Tools for Belief Transmission. Set, Setting, Suggestibility, and Persuasion in the Ritual Use of Hallucinogens" ["Los psicodélicos como herramientas de transmisión de creencias. Actitud, entorno, sugestionabilidad y persuasión en el uso ritual de los alucinógenos"]. *Frontiers in Psychology*, 12(5486). doi: 10.3389/fpsyg.2021.730031.

Hartogsohn, I. (2018). "The Meaning Enhancing Properties of Psychedelics and Their Mediator Role in Psychedelic Therapy, Spirituality, and Creativity" ["Las propiedades potenciadoras del significado que tienen los psicodélicos y su papel mediador en la terapia psicodélica, la espiritualidad y la creatividad"]. *Frontiers in Neuroscience*, 12(129). doi: 10.3389/fnins.2018.00129.

Levine, J. y Ludwig, A. M. (1965). "Alterations in Consciousness Produced by Combinations of LSD, Hypnosis, and Psychotherapy" ["Alteraciones de la consciencia producidas por combinaciones de LSD, hipnosis y psicoterapia"]. *Psychopharmacologia*, 7, 123–137.

Olson, J., Suissa-Rocheleau, L., Lifshitz, M., Raz, A. y Veissiere, S. (2020). "Tripping on Nothing: Placebo Psychedelics and Contextual Factors" ["Viajando con nada: psicodélicos de placebo y factores contextuales"]. *Psychopharmacology*. doi: 10.1007/s00213-020.05464-5.

Shapiro, A. K. y Shapiro, E. (2000). *The Powerful Placebo: From Ancient Priest to Modern Physician* [El poderoso placebo: del antiguo sacerdote al médico moderno]. Baltimore, Maryland: Johns Hopkins University Press.

CAPÍTULO 7. PSICODÉLICOS CLÁSICOS

Basedow, L. A., Riemer, T. G., Reiche, S., Kreutz, R. y Majić, T. (2021). "Neuropsychological Functioning in Users of Serotonergic Psychedelics–A Systematic Review and Meta-Analysis" ["Funcionamiento neuropsicológico en usuarios de psicodélicos serotoninérgicos: una revisión sistemática y metaanálisis"]. *Frontiers in Pharmacology*, 2516. doi: 10.3389/fphar.2021.739966.

Bender, D. y Hellerstein, D. J. (2022). "Assessing the Risk-Benefit Profile of Classical Psychedelics: A Clinical Review of Second-Wave Psychedelic Research" ["Evaluar el perfil riesgo-beneficio de los psicodélicos clásicos: una revisión clínica de la investigación psicodélica de segunda ola"]. *Psychopharmacology*. doi: 10.1007/s00213-021-06049-6.

Hoffer, A. y Osmond, H. (1967). *The Hallucinogens* [Los alucinógenos]. New York: Academic Press.

Mezcalina, peyote y San Pedro

Albaugh, B. J. y Anderson, P. O. (1974). "Peyote in the Treatment of Alcoholism Among American Indians" ["El peyote en el tratamiento del alcoholismo entre los indios americanos"]. *American Journal of Psychiatry*, 131, 1247–1251.

Dobkin, M. (1968). "*Trichocereus Pachanoi*: A Mescaline Cactus Used in Folk Healing in Peru" ["*Trichocereus pachanoi*: un cacto de mezcalina utilizado en la curación popular en Perú"]. *Economic Botany*, 22(2), 191–194.

Halpern, J. H., Sherwood, A. R., Passie, T., Blackwell, K. C. y Ruttenberg, A. J. (2008). "Evidence of Health and Safety in American Members of a Religion Who Use a Hallucinogenic Sacrament" ["Evidencia de salud y seguridad en miembros americanos de una religión que usan un sacramento alucinógeno"]. *Medical Science Monitor*, 14, SR15–SR22.

Jay, M. (2019). *Mescaline: A Global History of the First Psychedelic* [Mezcalina: una historia mundial del primer psicodélico]. New Haven, Connecticut: Yale University Press.

Klüver, H. (1928). *Mescal, and Mechanisms of Hallucinations* [El mezcal y mecanismos de las alucinaciones]. Chicago: University of Chicago Press.

La Barre, W. (1989). *The Peyote Cult* (5th ed.) [El culto del peyote]. Norman, Oklahoma: University of Oklahoma Press.

LSD

Carhart-Harris, R. L., Muthukumaraswamy, S., Roseman, L., Kaelen, M., Droog, W., Murphy, K.,... Nutt, D. J. (2016). "Neural Correlates of the LSD Experience Revealed by Multimodal Neuroimaging" ["Correlatos neuronales de la experiencia del LSD revelados por la neuroimagenología multimodal"]. *Proceedings of the National Academy of Sciences*, 113(17), 4853–4858. doi: 10.1073/pnas.1518377113.

Dishotsky, N. I., Loughman, W. D., Mogar, R. E. y Lipscomb, W. R. (1971). "LSD and Genetic Damage" ["LSD y daño genético"]. *Science*, 172, 431–440.

Grof, S. (2008). *LSD Psychotherapy* (4th ed.) [Psicoterapia con LSD]. San Jose, California: Multidisciplinary Association for Psychedelic Studies.

Hoffmann, A. (1980). *LSD: My Problem Child*. New York: McGraw Hill. Traducción (1980). *LSD: Mi hijo monstruo*. Editorial Gedisa.

Liechti, M. E. (2017). "Modern Clinical Research on LSD" ["Investigación clínica moderna sobre el LSD"]. *Neuropsychopharmacology*, 42(11), 2114–2127.

Pahnke, W. N., Kurland, A. A., Unger, S., Savage, C. y Grof, S. (1970). "The Experimental Use of Psychedelic (LSD) Psychotherapy" ["El uso experimental de la psicoterapia psicodélica (LSD)"]. *Journal of the American Medical Association*, 212, 1856–1863.

Wasson, R. G., Hofmann, A. y Ruck, C. A. P. (2008). *The Road to Eleusis: Unveiling the Secret of the Mysteries*. Berkeley, California: North Atlantic Books. Traducción (2013). *El camino a Eleusis. Una solución al enigma de los misterios*. Fondo de cultura económica.

Psilocibina

Anderson, B. T., Danforth, A. Daroff, P. R., Stauffer, C., Ekman, E., Agin-Liebes, G.,... Wooley, J. (2020). "Psilocybin-Assisted Group Therapy for Demoralized Older Long-Term AIDS Survivor Men: An OpenLabel Safety and Feasibility Pilot Study" ["Psilocibina: terapia de grupo asistida para hombres mayores desmoralizados que han sobrevivido al sida por mucho tiempo: un estudio piloto de etiqueta abierta sobre seguridad y viabilidad"]. *EClinicalMedicine*, 11. doi: 10.1016/j.eclinm.2020.100538.

Haze, V. y Mandrake, K. (2016). *The Psilocybin Mushroom Bible: The Definitive Guide to Growing and Using Magic Mushrooms* [La biblia de los hongos de psilocibina: la guía definitiva para el cultivo y uso de los hongos mágicas]. San Francisco, California: Green Candy Press.

Kargbo, R. (2020). "Psilocybin Therapeutic Research: The Present and Future Paradigm" ["Investigación terapéutica con psilocibina: el paradigma presente y futuro"]. *ACS Medicinal Chemistry Letters*, 11, 399–402. doi: 10.1021/acsmedchemlett.0c00048.

Smigielski, L., Scheidegger, M., Kometer, M. y Vollenweider, F. X. (2019). "Psilocybin-Assisted Mindfulness Training Modulate Self-Consciousness and Brain Default Mode Network Connectivity with Lasting Effects" ["El entrenamiento de conciencia plena asistido por psilocibina modula la consciencia de sí mismo y la conectividad de la red de modo predeterminado del cerebro con efectos duraderos"]. *NeuroImage*, 207–215. doi: 10.1016/J.neuroimage.2019.04.009.

DMT/Ayahuasca

Almeida, C. A. F., Pereira-Junior, A. A., Rangel, J. G., Pereira, B. P., Costa, K. C. M., Bruno, V.,... Camarini, R. (2022). "Ayahuasca, a Psychedelic Beverage, Modulates Neuroplasticity Induced by Ethanol in Mice" ["La ayahuasca, una bebida psicodélica, modula la neuroplasticidad inducida por etanol en ratones"]. *Behavioural Brain Research*, 416, 9. doi: 10.1016/j.bbr.2021.113546.

Barker, S. A. (2022). "Administration of N,N-dymethyltriptamine (DMT) in Psychedelic Therapeutics and Research and the Study of Endogenous DMT" ["Administración terapéutica de N,N-dimetiltriptamina (DMT) e investigación psicodélica y estudio de la DMT endógena"]. *Psychopharmacology*. doi: 10.1007/s00213-022-06065-0.

Lawn, W., Hallak, J. E., Crippa, J. A., Dos Santos, R., Porffy, L., Barratt, M. J.,... Morgan, C. J. A. (2017). "Well-Being, Problematic Alcohol Consumption and Acute Subjective Drug Effects in Past-Year Ayahuasca Users: A Large, International, Self-Selecting Online Survey" ["Bienestar, consumo problemático de alcohol y efectos subjetivos agudos de la droga en usuarios de ayahuasca en el año pasado: una gran encuesta internacional autoselectiva en línea"]. *Scientific Reports*, 7(1), 15201. doi: 10.1038/s41598-017-14700-6.

Morales-García, J. A., Calleja-Conde, J., López-Moreno, J. A., Alonso-Gil, S., Sanz-San Cristóbal, M., Riba, J. y Pérez-Castillo, A. (2020). "N,N-Dymethyltriptamine Compound found in the Hallucinogenic Tea Ayahuasca, Regulates Adult Neurogenesis in Vitro and in Vivo" ["El compuesto N,N-dimetiltriptamina, presente en la infusión alucinógena de ayahuasca, regula la neurogénesis adulta *in vitro* e *in vivo*"]. *Translational Psychiatry*, 10(1), 331. doi: 10.1038/s41398-020-01011-0.

Nardai, S., László, M., Szabó, A., Alpar, A., Hanics, J., Zahola, P.,... Nagy, Z. (2020). "N,N-dimethyltryptamine reduces infarct size and improves functional recovery following transient focal brain ischemia in rats" ["La N,N-dimetiltriptamina reduce el tamaño del infarto y mejora la recuperación funcional tras isquemia cerebral focal transitoria en ratas"]. *Experimental Neurology*. doi: 10.1016/j.expneurol.2020.113245.

Palhano-Fontes, F., Barreto, D., Onias, H., Andrade, K. C., Novaes, M. M., Pessoa, J. A.,... Araújo, D. B. (2018). "Rapid Antidepressant Effects of the Psychedelic Ayahuasca in Treatment-Resistant Depression: A Randomized Placebo-Controlled Trial" ["Efectos antidepresivos rápidos de la ayahuasca psicodélica en la depresión resistente al tratamiento: un ensayo aleatorio controlado con placebo"]. *Psychological Medicine*, 1–9. doi: 10.1017/S0033291718001356.

Strassman, R. J. y Qualls, C. R. (1994). "Dose-Response Study of N,N-Dimethyltryptamine in Humans. I: Neuroendocrine, Autonomic, and Cardiovascular Effects" ["Estudio de respuesta a dosis de N,N-dimetiltriptamina en humanos. I: Efectos neuroendocrinos, autonómicos y cardiovasculares"]. *Archives of General Psychiatry*, 51, 85–97.

Strassman, R. J., Qualls, C. R., Uhlenhuth, E. H. y Kellner, R. (1994). "Dose-Response Study of N,N-Dimethyltryptamine in Humans. II: Subjective Effects and Preliminary Results of a New Rating Sale" ["Estudio de respuesta a dosis de N,N-dimetiltriptamina en humanos. II: Efectos subjetivos y resultados preliminares de una nueva escala de valoración"]. *Archives of General Psychiatry*, 51, 98–108.

Strassman, R. (2001). *DMT: The Spirit Molecule*. Rochester, Vermont: Park Street Press. Traducción (2014). *DMT: La molécula del espíritu*. Inner Traditions/Bear & Co.

5-MeO-DMT

Davis, W. y Weil, A. T. (1992). "Identity of a New World Psychoactive Toad" ["Identidad de un sapo psicoactivo del Nuevo Mundo"]. *Ancient Mesoamerica*, 3(1), 51–59.

Most, A. (1984). *Bufo Alvarius: The Psychedelic Toad of the Sonoran Desert* [*Bufo alvarius*: el sapo psicodélico del desierto de Sonora]. Denton, Texas: Venom Press.

Reckweg, J. T., Uthaug, M. V., Szabo, A., Davis, A. K., Lancelotta, R., Mason, N. L. y Ramaekers, J. G. (2022). "The Clinical Pharmacology and Potential Therapeutic Applications of 5-Methoxy-N,N-Dymethyltryptamine (5-MeO-DMT)" ["La farmacología clínica y las posibles aplicaciones terapéuticas de la 5-metoxi-N,N-dimetiltriptamina (5-MeO-DMT)"]. *Journal of Neurochemistry, 162,* 128–146. doi: 10.1111/jnc.15587.

Uthaug, M., Lancelotta, R., Bernal, A., Davis, A. y Ramaekers, J. (2020). "A Comparison of Reactivation Experiences Following Vaporization and Intramuscular Injection (IM) of Synthetic 5-Methoxy-N,N-Dimethyltryptamine (5-MeO-DMT) in a Naturalistic Setting" ["Una comparación de experiencias de reactivación tras la vaporización e inyección intramuscular (IM) de 5-metoxi-N,N-dimetiltriptamina (5-MeO-DMT) sintética en un entorno naturalista"]. *Journal of Psychedelic Studies,* 1–10. doi: 10.1556/2054.2020.00123.

Ibogaína

Brett, D. (2021). *Iboga: The Root of All Healing* [Iboga: La raíz de toda curación]. Noble Sapien.

Fernandez, J. W. (1982). *Bwiti. An Ethnography of the Religious Imagination in Africa.* [Bwiti. Una etnografía de la imaginación religiosa en África]. Princeton, New Jersey: Princeton University Press.

Köck, P., Frölich, K., Walter, M., Lang, U. y Dürsteler, K. M. (2021). "A Systematic Literature Review of Clinical Trials and Therapeutic Applications of Ibogaine" ["Una revisión sistemática de literatura sobre ensayos clínicos y aplicaciones terapéuticas de la ibogaína"]. *Journal of Substance Abuse Treatment,* 108717. doi: 10.1016/j.jsat.2021.108717.

Mash, D. C., Duque, L., Page, B. y Allen-Ferdinand, K. (2018). "Ibogaine Detoxification Transitions Opioid and Cocaine Abusers Between Dependence and Abstinence: Clinical Observations and Treatment Outcomes" ["La desintoxicación con ibogaína permite a los consumidores de opioides y cocaína hacer la transición de la dependencia a la abstinencia: observaciones clínicas y resultados del tratamiento"]. *Frontiers in Pharmacology,* 9(529). doi: 10.3389/fphar.2018.00529.

CAPÍTULO 8. MDMA

Costa, G. y Gołembiowska, K. (2022). "Neurotoxicity of MDMA: Main Effects and Mechanisms" ["Neurotoxicidad de la MDMA: principales efectos y mecanismos"]. *Experimental Neurology,* 347,113894. doi: 10.1016/j.expneurol.2021.113894.

Holland, J. (2001). *Ecstasy: The Complete Guide: A Comprehensive Look at The Risks And Benefits Of MDMA* [Éxtasis: la guía completa: una mirada exhaustiva a los riesgos y beneficios de la MDMA]. Rochester, Vermont: Inner Traditions/Bear & Co.

Mitchell, J. M., Bogenschutz, M., Lilienstein, A., Harrison, C., Kleiman, S., Parker-Guilbert, K.,... Doblin, R. (2021). "MDMA-Assisted Therapy for Severe PTSD: a Randomized, Double-Blind, Placebo-Controlled Phase 3 Study" ["Terapia asistida con MDMA para el TEPT grave: un estudio de fase 3 aleatorizado, doble ciego y controlado con placebo"]. *Nature Medicine*, 27(6), 1025–1033. doi: 10.1038/ s41591-021-01336-3.

Montgomery, C. y Roberts, C.A. (2022). "Neurological and Cognitive Alterations Induced by MDMA in Humans" ["Alteraciones neurológicas y cognitivas inducidas por la MDMA en humanos"]. *Experimental Neurology*, 347, 113888. doi: 10.1016/j. expneurol.2021.113888.

CAPÍTULO 9. KETAMINA

Dillon, P., Copeland, J. y Jansen, K. (2003). "Patterns of Use and Harms Associated with Non-Medical Ketamine Use" ["Patrones de uso y daños asociados al uso no médico de la ketamina"]. *Drug and Alcohol Dependence*, 69(1), 23–28. doi: 10.1016/ S0376-8716(02)00243-0.

Horowitz, M. y Moncrieff, J. (2021). "Esketamine: Uncertain Safety and Efficacy Data in Depression" ["Esketamina: datos inciertos de seguridad y eficacia en la depresión"]. *The British Journal of Psychiatry*, 219(5), 621–622. doi: 10.1192/bjp.2021.163.

McInnes, L. A., Qian, J. J., Gargeya, R. S., DeBattista, C. y Heifets, B. D. (2022). "A Retrospective Analysis of Ketamine Intravenous Therapy for Depression in Real-World Care Settings" ["Un análisis retrospectivo de la terapia intravenosa con ketamina para la depresión en entornos asistenciales reales"]. *Journal of Affective Disorders*. doi: 10.1016/j.jad.2021.12.097.

McIntyre, R. S., Rosenblat, J. D., Nemeroff, C. B., Sanacora, G., Murrough, J. W., Berk, M.,... Ho, R. (2021). "Synthesizing the Evidence for Ketamine and Esketamine in Treatment-Resistant Depression: An International Expert Opinion on the Available Evidence and Implementation" ["Síntesis de la evidencia de la ketamina y la esketamina en la depresión resistente al tratamiento: una opinión internacional de expertos sobre la evidencia disponible y su aplicación"]. *American Journal of Psychiatry*, 178(5), 383–399. doi: 10.1176/appi.ajp.2020.20081251.

Muetzefeldt, L., Kamboj, S. K., Rees, H., Taylor, J., Morgan, C. J. y Curran, H. V. (2008). "Journey Through the K-Hole: Phenomenological Aspects of Ketamine Use" ["Viaje a través del agujero K: aspectos fenomenológicos del uso de la ketamina"]. *Drug and Alcohol Dependence*, 95(3), 219–229. doi: 10.1016/j. drugalcdep.2008.01.024.

Witt, E. (2021). "Ketamine Therapy Is Going Mainstream. Are We Ready?" ["La terapia con ketamina se está generalizando. ¿Estamos preparados?"] *New Yorker*, 17. Extraído de la páguna web del NewYorker.com: https://www.newyorker.com/culture/ annals-of-inquiry/ketamine-therapy-is-going-mainstream-are-we-ready.

Wolfson, P. y Hartelius, G. (2016). *The Ketamine Papers: Science, Therapy, and Transformation*. [Los artículos sobre ketamina: ciencia, terapia y transformación]. San Jose, California: Multidisciplinary Association for Psychedelic Studies.

Zanos, P., Moaddel, R., Morris, P. J., Riggs, L. M., Highland, J. N., Georgiou, P.,... Zarate, C. A. (2018). "Ketamine and Ketamine Metabolite Pharmacology: Insights into Therapeutic Mechanisms" ["Farmacología de la ketamina y de los metabolitos de la ketamina: vislumbres de los mecanismos terapéuticos"]. *Pharmacological Reviews*, 70(3), 621–660.

CAPÍTULO 10. SALVIA DIVINORUM / SALVINORINA A

Doss, M. K., May, D. G., Johnson, M. W., Clifton, J. M., Hedrick, S. L., Prisinzano, T. E.,... Barrett, F. S. (2010). "The Acute Effects of the Atypical Dissociative Hallucinogen Salvinorin A on Functional Connectivity in the Human Brain" ["Los efectos agudos del alucinógeno disociativo atípico salvinorina A en la conectividad funcional del cerebro humano"]. *Scientific Reports*, 10(1), 16392. doi: 10.1038/s41598-020-73216-8.

Ranganathan, M., Schnakenberg, A., Skosnik, P. D., Cohen, B. M., Pittman, B., Sewell, R. A. y D'Souza, D. C. (2012). "Dose-Related Behavioral, Subjective, Endocrine, and Psychophysiological Effects of the κ Opioid Agonist Salvinorin A in Humans" ["Efectos conductuales, subjetivos, endocrinos y psicofisiológicos relacionados con de la salvinorina A agonista de los receptores κ-opioides en humanos"]. *Biological Psychiatry*, 72, 871–879.

Roth, B. L., Baner, K., Westkaemper, R., Siebert, D., Rice, K. C., Steinberg, S.,... Rotham, R. B. (2022). "Salvinorin A: A Potent Naturally Occurring Non—Nitrogenous Kappa Opioid Selective Agonist" ["Salvinorina A: un potente agonista selectivo de los receptores opioides kappa no nitrogenados de origen natural"]. *Proceedings of the National Academy of Sciences USA*, 99, 11934–11939.

CAPÍTULO 11. CÓMO VIAJAR

Gearin, A. K. (2022). "Primitivist Medicine and Capitalist Anxieties in Ayahuasca Tourism Peru" ["Medicina primitiva y ansiedades capitalistas en el Perú del turismo de la ayahuasca"]. *Journal of the Royal Anthropological Institute*, 20.

Peluso, D. D., Sinclair, E., Labate, B. y Cavnar, C. (2022). "Guidelines Creating Awareness on Sexual Abuse in Ayahuasca Communities: A Review of Chacruna's Guidelines" ["Directrices para crear conciencia sobre el abuso sexual en las comunidades de la ayahuasca: una revisión de las directrices de Chacruna"]. Chacruna. Extraído de la página web Chacruna.net: https://chacruna.net/creating-awareness-on-sexual-abuse-in-ayahuasca-communities-a-review-of-chacrunas-guidelines.

Stolaroff, M. J. (1997). *The Secret Chief: Conversations with a Pioneer of the Underground Psychedelic Therapy Movement* [El jefe secreto: conversaciones con un pionero del movimiento de terapia psicodélica clandestina]. Santa Cruz, California: The Multidisciplinary Association for Psychedelic Studies.

CAPÍTULO 12. MICRODOSIFICACIÓN

de Wit, H., Molla, H. M., Bershad, A., Bremmer, M. y Lee, R. (2022). "Repeated Low Doses of LSD in Healthy Adults: A Placebo-Controlled, Dose-Response Study" ["Dosis bajas repetidas de LSD en adultos sanos: un estudio de respuesta a las dosis controlado con placebo"]. *Addiction Biology*, 27(2), e13143. doi: 10.1111/adb.13143.

Fadiman, J. (2011). *The Psychedelic Explorer's Guide*. Rochester, Vermont: Park Street Press. Traducción (2017). *Guía del explorador psicodélico. Cómo realizar viajes sagrados de modo seguro y terapéutico*. Gaia Ediciones.

Polito, V. y Liknaitzky, P. (2021). "The Emerging Science of Microdosing. A Systematic Review of Research on Low Dose Psychedelics (1955—2021)" ["La ciencia emergente de la microdosificación. Una revisión sistemática de la investigación sobre las dosis bajas de psicodélicos (1955—2021)"]. PsyArXiv. December 15. doi: 10.31234/osf.io/edhqz.

Rootman, J. M., Kryskow, P., Harvey, K., Stamets, P., Santos-Brault, E., Kuypers, K. P.,... Walsh, Z. (2021). "Adults Who Microdose Psychedelics Report Health Related Motivations and Lower Levels of Anxiety and Depression Compared to Non-Microdosers" ["Los adultos que toman microdosis de psicodélicos reportan motivaciones de salud y niveles más bajos de ansiedad y depresión en comparación con los que no toman microdosis"]. *Scientific Reports*, 11(1), 22479. doi: 10.1038/s41598-021-01811-4.

CAPÍTULO 13. LA LEY

Lampe, J. R. (2021). "The Controlled Substances Act (CSA): A Legal Overview for the 117th Congress" ["La Ley de Sustancias Controladas (CSA): una visión legal para el 117º Congreso"]. Extraído de la página web del Servicio de Investigaciones del Congreso: https://crsreports.congress.gov/product/pdf/R/R45948.

CAPÍTULO 14. PALABRAS FINALES

Love, S. (2021). "The False Promise of Psychedelic Utopia" ["La falsa promesa de la utopía psicodélica"]. VICE. Extraído de la página web de Vice: https://www.vice.com/en/article/dypzxj/the-false-promise-of-psychedelic-utopia.

RECURSOS

Fundación Beckley

Apoya la investigación psicodélica para impulsar una reforma de la política de drogas basada en evidencias.

Página web: beckleyfoundation.org

Análisis de Blossom

Boletín semanal que enumera y analiza la literatura científica y no científica sobre el campo en desarrollo de los psicodélicos como medicina.

Página web: blossomanalysis.com

Clinicaltrials.gov

Una base de datos sobre los estudios clínicos privados y públicos realizados por todo el mundo.

Página web: clinicaltrials.gov

Instituto de Investigación Heffter

Diseña, revisa y financia la investigación psicodélica para el tratamiento de adicciones y otros trastornos mentales.

Página web: heffter.org

Red Psicodélica Intercolegial

Organización internacional de estudiantes de licenciatura y graduados que proporciona apoyo educativo, de tutoría y pares a los estudiantes interesados en investigación psicodélica básica o clínica, o que ya la realizan.

Página web: intercollegiatepsychedelics.net

Centro Internacional para la Educación, Investigación y Servicio Etnobotánicos (ICEERS, International Center for Ethnobotanical Education, Reseach, and Service)

Organización sin ánimo de lucro dedicada a transformar la relación de la sociedad con las plantas psicoactivas.

Página web: iceers.org

Microdose (Microdosificación)

Una guía para el negocio de los psicodélicos.

Página web: microdose.buzz

Asociación Multidisciplinar para los Estudios de los Psicodélicos (MAPS, Multidisciplinary Association for Psychedelic Studies)

Organización sin ánimo de lucro de investigación, defensa y educación que desarrolla contextos médicos, legales y culturales para el uso de psicodélicos y marihuana.

Página web: maps.org

Graduados en Psicodélicos

Una comunidad para los próximos profesionales de los psicodélicos.

Página web: psychedelicgrad.com

The Microdose (La Microdosis)

Un boletín del Centro para la Ciencia de los Psicodélicos de la Universidad de California, Berkeley.

Página web: themicrodose.substack.com

Instituto Usona

Conduce y apoya investigaciones preclínicias y clínicas para una comprensión más profunda de los efectos terapéuticos de los psicodélicos.

Página web: usonainstitute.org

Las Bóvedas de Erowid (Vaults of Erowid)

Una organización financiada por sus miembros que proporciona acceso a información fiable y sin prejuicios sobre plantas psicoactivas, sustancias químicas y temas relacionados. Miles de viajes relatados.

Página web: erowid.org

RECONOCIMIENTOS

Este libro es posible solo gracias a los mentores, maestros, supervisores, colegas y amigos que han compartido su conocimiento, sabiduría y amabilidad conmigo a lo largo de mi vida. Entre ellos, están Kay Blacker, MD[60]; Frank Cannon; Jim Fadiman, PhD; Daniel X. Friedman, MD; Lucinda Grande, MD; Willis Harman, PhD; Johns Hopkins, MD; Rakesh Jain, MD; Jiyu Kennett; Haim Kreisel, PhD; Deborah Mash, PhD; Glenn Peake, MD; Eva Petakovic; Clifford Qualls, PhD; Ivan Smith; Rabino H. Norman Strickman, PhD; Joe Tupin, MD; Norman Wessells, PhD; y Leo Zeff, PhD. El Instituto Nacional sobre el Abuso de Drogas y la Fundación Scottish Rite para la Investigación de la Esquizofrenia proporcionaron gran apoyo para mis estudios sobre la DMT y la psilocibina. Además de generosas financiaciones, el Centro de Investigación Clínica General de la Universidad de Nuevo México también nos proporcionó un ambiente de investigación y apoyo sin escatimar esfuerzos. En Ulysses Press, muchas gracias a mis pacientes y perspicaces editores Ashten Evans, Kierra Sondereker y Scott Calamar. Y, finalmente, mi agradecimiento sincero a los voluntarios en mis estudios en la Universidad de Nuevo México, así como a las miles de personas que, desde entonces, se han acercado a mí para compartir sus experiencias con sustancias psicodélicas.

---

60. Nota del traductor: MD significa Doctor en Medicina; PhD significa Doctor en filosofía.

SOBRE EL AUTOR

Nativo de Los Ángeles, Rick Strassman obtuvo su título universitario de Ciencias Biológicas en la Universidad de Stanford y su título de Medicina en la Facultad de Medicina de la Universidad de Yeshiva, en el Bronx, Nueva York. Realizó sus prácticas en psiquiatría general en el Centro Médico Davis de la Universidad de Sacramento, California, y tomó una beca de estudios para realizar una investigación en psicofarmacología clínica en la Universidad de San Diego, California. En la Escuela de Medicina de la Universidad de Nuevo México, su equipo de investigación clínica descubrió la primera función de la melatonina en humanos. Entre 1990 y 1995, realizó la primera investigación clínica con psicodélicos en los Estados Unidos desde hacía toda una generación, estudiando la DMT y la psilocibina. Desde 1995 a 2008, el doctor Strassman practicó psiquiatría general en los sectores comunitario y privado de la salud mental.

Autor o coautor de cerca de cincuenta artículos revisados por pares, el doctor Strassman ha servido como director invitado en numerosas publicaciones científicas y ha sido consultor de entidades académicas, gubernamentales con y sin ánimo de lucro. Su libro de 2001, *DMT: La molécula del espíritu*, ha sido traducido a catorce idiomas y es la base de un documental independiente de gran éxito con el mismo nombre. El doctor Strassman es coautor de *Inner Paths to Outer Space [Los caminos internos hacia el espacio exterior]* (2008); es el autor de *DMT y el alma de la profecía (DMT and the Soul of Prophecy)* (2014) y de la novela *Joseph Levy Escapa a la muerte (Joseph Levy Escapes Death)* (2019). Actualmente es profesor adjunto de psiquiatría en la Facultad de Medicina de la Universidad de Nuevo México y vive en Gallup, Nuevo México.